本草实用
百科系列

常用中药识别入门

老中医养生堂◎编著

U0214715

海峡出版发行集团
THE STRAITS PUBLISHING & DISTRIBUTING GROUP
福建科学技术出版社

图书在版编目（CIP）数据

常用中药识别入门 / 老中医养生堂编著 . —福州：
福建科学技术出版社，2020.5
（本草实用百科系列）
ISBN 978-7-5335-6109-3

Ⅰ . ①常… Ⅱ . ①老… Ⅲ . ①中药鉴定学 – 基本知识
Ⅳ . ① R282.5

中国版本图书馆 CIP 数据核字（2020）第 046359 号

书　　名	常用中药识别入门
	本草实用百科系列
编　　著	老中医养生堂
出版发行	福建科学技术出版社
社　　址	福州市东水路76号（邮编350001）
网　　址	www.fjstp.com
经　　销	福建新华发行（集团）有限责任公司
印　　刷	福州德安彩色印刷有限公司
开　　本	889毫米×1194毫米　1/32
印　　张	13.5
图　　文	415码
版　　次	2020年5月第1版
印　　次	2020年5月第1次印刷
书　　号	ISBN 978-7-5335-6109-3
定　　价	58.00元

书中如有印装质量问题，可直接向本社调换

前　言

中医药文化历史悠久，博大精深，为中华民族的繁荣昌盛和人类的健康做出了巨大贡献。中医药以其"简、便、廉、验"的特点，深受百姓喜爱，它不仅对预防常见病、治疗多发病有较好的疗效，而且在治疗传染病和疑难病方面有其独特优势。

大家常常能在田间地头发现常用的草药，但在城镇的人们接触得更多的则是这些草药炮制后的中药饮片，中药饮片是中医药发挥疗效的最终"载体"。为了更好地普及中医药知识，继承和发掘中医药文化遗产，使中医药更好地为人们服务，我们本着安全、有效、实用的原则，选择了200种药食两用、临床常用的中药饮片，分别从其来源产地、性味功效、用法用量、饮片快速识别技巧、饮片品质要求等几个方面予以详细介绍，以便于人们在日常生活中识别和应用；本书还精选了相关验方，计400余条。

该书为"本草实用百科系列"丛书之一，我们衷心希望本系列丛书在普及中医药科学知识、保障人民健康、保护和开发中医药资源方面发挥积极作用。同时，也希望人们在开发利用草药的同时注意生态保护，保护野生资源及物种。需要特别提醒的是，广大朋友必须在专业医师的指导下应用书中所列的验方。

编者

2020年4月

阅读指南

该中药的原植（动）物图。

中药名。

菊花

菊花

来源产地

菊科植物菊 *Chrysanthemum morifolium* Ramat. 的干燥头状花序。主产于浙江、安徽、河南、河北、山东、四川等地。药材按产地和加工方法的不同，分为"亳菊""滁菊""贡菊""杭菊"等，以亳菊和滁菊品质最优。由于花的颜色不同，又分为黄菊花和白菊花。

该中药原植物来源和主产地。

性味功效

甘、苦，微寒。疏散风热，平肝明目，清热解毒。用于风热感冒，头痛眩晕，目赤肿痛，目暗昏花，疮痈肿毒。

《中华人民共和国药典》收录的该中药的性味、功效、主治及用法用量。

用法用量

煎服，5~10 克。

快速识别

亳菊 呈倒圆锥形或圆筒形，有时稍压扁呈扇形，离散。总苞碟状；总苞片3~4层，卵形或椭圆形，草质，黄绿色或褐绿色，外面被柔毛，边缘膜质。花托半球形，无托片或托毛。舌状花数层，雌性，位于外围，类白色，劲直，上举，纵向折缩，散生金黄色腺点；管状花多数，两性，位于中央，为舌状花所隐藏，黄色，顶端5齿裂。体轻，质柔润，干时松脆。气清香，味甘、微苦。滁菊 呈不规则球形或扁球形。舌状花类白色，不规则扭曲，内卷，边缘皱缩，有时可见淡褐色腺点；管状花大多隐藏。贡菊 呈扁球形或

该中药饮片的快速识别技巧。

该中药的药材图或饮片图。

不规则球形。舌状花白色或类白色，斜升，上部反折，边缘稍内卷而皱缩，
通常无腺点；管状花少，外露。杭菊　呈碟形或扁球形，常数个相连成片。
舌状花类白色或黄色，平展或微折叠，彼此粘连，通常无腺点；管状花多
数，外露。

品质要求

以花朵完整、颜色新鲜、气清香、少梗叶者为佳。

该中药饮片的
品质要求。

验方集萃

①风热头痛：菊花、石膏、川芎各9克，研细末，每次4.5克，茶调服。②目
赤眩晕、眼花面肿：菊花、白英、甘草各3克，分别焙干，研末，晚上睡前
温开水调服，每次3克。

该中药相关的保健
疗疾单偏验方。

CONTENTS

目录

收涩药

中药材
传统经验术语

朱砂点

指药材横切面上可见散在的橙黄色或棕红色油点，即油室。如苍术、羌活。

茅苍术（朱砂点）

防己（车轮纹）

蚯蚓头

指药材根头部有明显密集的环纹，形如蚯蚓头。

车轮纹（车辐）

指药材断面木部射线呈均匀放射状排列的纹理，形似古时马车轮。

蚕羌

指羌活根茎略弯曲，环节紧密，形似蚕者。

条羌

指宽叶羌活根茎及根呈类圆形者。

大头羌

指宽叶羌活根茎粗大，不规则结节状，顶部具数个茎基，根较细者。

疙瘩丁

指白芷药材外皮皮孔样横向突起散生。

白芷（疙瘩丁）

过桥

指黄连根茎细长的节间，表面平滑如茎秆。

鸡爪黄连

指黄连根茎多分枝，成簇，形如鸡爪，又称"鸡爪连"。

毛笔头

指辛夷药材外被长茸毛，呈长卵形，形似毛笔头。

辛夷（毛笔头）

羊膻气

指药材白鲜皮所特有的一种类似羊膻气的气味。

青翘、黄翘、老翘

青翘指秋季连翘果实初熟尚带绿色时，摘下青色果实，除去杂质，蒸熟，晒干者。黄翘、老翘指连翘果实熟透时采收，色黄，除去杂质，晒干者。

金井玉栏

指根及根茎类药材断面，皮部黄白色（玉栏），中心木部黄色（金井）。如板蓝根、黄芪、桔梗。

桔梗（金井玉栏）

原丹皮、刮丹皮、粉丹皮

原丹皮指在每年10~11月，采收栽培3~5年的牡丹的根部，除去须根及茎基，剥取根皮，晒干者。其中趁鲜刮去外皮，纵剖，抽取木心者称为刮丹皮或粉丹皮。

锦纹

指大黄药材表面有类白色薄壁组织与红棕色射线所形成的类白色网状纹理。

大黄（锦纹）

星点

指大黄药材断面可见暗红色放射状小点环列或散在髓部，如星星点缀。为大黄根茎髓部的异常维管束，放射状纹理是异常维管束的射线。

大黄（星点）

芒硝、土硝、朴硝、皮硝、玄明粉

取天然产的芒硝（俗称"土硝"），加水溶解，放置，沉淀，滤过，滤液加热浓缩，放冷后析出结晶，习称"朴硝"或"皮硝"。再将朴硝重新结晶即为"芒硝"。芒硝再精制并令其风化成无水硫酸钠，呈白色颗粒状结晶性粉末，即为"玄明粉"。

筒朴、靴筒朴、鸡肠朴（根朴）

厚朴干皮，呈卷筒状或双卷筒状，习称"筒朴"；近根部干皮一端展开如喇叭口，习称"靴筒朴"。厚朴根皮，呈筒状或不规则块片，有的弯曲似鸡肠，习称"鸡肠朴"或"根朴"。

阳春砂

阳春砂主产于广东，以阳春、阳江产者最为著名，故名。

壳砂、砂仁

绿壳砂（缩砂）连壳晒干，称"壳砂"；剥去果皮，将种子团晒干，并上白粉，称"砂仁"。

茯苓个、茯苓片、茯苓块、茯苓皮、赤茯苓、白茯苓、茯神

挖取新鲜的茯苓，经过反复数次

"发汗"至外现皱纹，内部水分大部分散失后，阴干，称为"茯苓个"；鲜茯苓去皮后切片，为"茯苓片"；切成方形或长方形块者为"茯苓块"；皮为"茯苓皮"；去茯苓皮后，内部显淡红色者为"赤茯苓"；切去赤茯苓后的白色部分为"白茯苓"；中有松根者为"茯神"。

犍干姜

指干姜以四川犍为所产者质量佳，色白，粉质多，辣味足。

桂通（官桂）

为剥取栽培5~6年生幼树的干皮和粗枝皮、老树枝皮，不经压制，自然卷曲成筒状。

企边桂

为剥取十年生以上肉桂树的干皮，将两端削成斜面，突出桂心，夹在木制的凹凸板中间，压成两侧向内卷曲的浅槽状。

板桂

剥取老年树最下部近地面的干皮，夹在木制的桂夹内，晒至九成干，经纵横堆叠，加压，约一个月完全干燥，成为扁平板状。

桂碎

在桂皮加工过程中的碎块。

公丁香

指丁香的花蕾，芳香气味浓烈，质佳。

公丁香

母丁香

指丁香的果实，芳香气味稍淡，质量较次。

母丁香

乌药珠

指乌药药材多呈纺锤状，略弯曲，

有的中部收缩成连珠状。

起霜

指苍术药材断面暴露稍久后，常可析出白色细针状结晶（为苍术醇和β–桉油醇的混合物）。

槐花、槐米

槐花为豆科植物槐*Sophora japonica* L.的干燥花；槐米为其干燥花蕾。

槟榔纹

指药材断面或表面呈深浅色相间的花纹，多数由于种皮内层与外胚乳的折合层常不规则地插入到内胚乳中，形成错入组织。

槟榔（槟榔纹）

田七

三七原以产于广西田阳（古名田州）者最为著名，故名。

铜皮

指三七药材的外皮颜色似金属铜的颜色。

铁骨

指药材质坚硬如骨，体重而坚实不易折断，内部似铁色。

三七（铜皮铁骨）

亳菊、滁菊、贡菊、杭菊

菊花根据产地和加工方法不同分为"亳菊""滁菊""贡菊""杭菊"。亳菊是先将花枝摘下，阴干后再剪取花头。滁菊是剪下花头后，用硫黄熏蒸，再晒至半干，筛成球形，再晒干。贡菊是直接摘取新鲜花头烘干。杭菊是摘取花头后，上笼蒸3~5分钟后再取出晒干。

怀山药

指山药多集中在河南沁阳（旧称怀庆府），为河南的道地药材，故名。

蝴蝶片

川芎根茎为不规则结节状拳形团块，加工纵切成饮片后，由于边缘不整齐，片形似蝴蝶。

川芎（蝴蝶片）

怀中抱月

指松贝的外层鳞叶2瓣，大小悬殊，大瓣紧抱小瓣，未抱部分呈新月形。

川贝母（怀中抱月）

虎皮斑

指炉贝表面类白色或浅棕黄色，有的具棕色斑点。

马牙嘴

炉贝外面鳞叶2瓣大小相近，顶端开裂而略尖，其开口即称"马牙嘴"。

狮子盘头、泥鳅头

指党参大条者根头部有多数疣状突起的茎痕及芽，每个茎痕的顶端呈凹下圆点状，形如狮子头。而小条者根头部较小，称为"泥鳅头"。

党参（狮子盘头）

毛知母、知母肉

知母根据采收加工方式的不同分为"毛知母"、"知母肉"（光知母）。毛知母指除去残茎及须根，去掉泥沙土晒干者。知母肉（光知母）指新鲜根茎剥去外皮晒干者。

枯芩、子芩、条芩

枯芩指黄芩的老根，中间呈暗棕色或棕黑色，枯朽状或已成空洞者；子芩、条芩指黄芩的新根，内外鲜黄，质佳。

白颈

指蚯蚓第14~16环节，颜色黄白，光亮，为其生殖环带。

上党人参

古代最早的人参即产于山西上党（潞州），以此为道地，故得名。

远志肉

指远志根除去木心（木质部）后，晒干者。

远志肉

鹦哥嘴（红小辫）、肚脐眼

天麻块茎顶端有红棕色至深棕色干枯芽苞，习称"鹦哥嘴"或"红小辫"；另一端有自母麻脱落后的圆脐形疤痕，习称"肚脐眼"。

芝麻点

指天麻药材表面有略突起的芽，呈断续排列的环状小点。

天麻（鹦哥嘴、肚脐眼、芝麻点）

甜大芸（淡大芸）

指肉苁蓉于春季苗未出或刚出土时采挖，除去花序，切段，晒干，通常将鲜品置沙土中半埋半露，较全部暴晒干得快，干后即为甜大芸（淡大芸），质量佳。

盐大芸

指肉苁蓉于秋季采收，但因其水分大，不易干燥，故将肥大者投入盐湖中腌1~3年，即为盐大芸，质量较次，用时需洗去盐分。

花鹿茸（黄毛茸）

指鹿科动物梅花鹿*Cervus nippon* Temminck的雄鹿未骨化密生茸毛的幼角。

马鹿茸（青毛茸）

指鹿科动物马鹿*Cervus elaphus* Linnaeus的雄鹿未骨化密生茸毛的幼角。

血片、蜡片、蛋黄片、老角片

花鹿茸尖部的切片习称"血片""蜡片"。中部上的切片习称"蛋黄片"。下部的切片习称"老角片"。

芦头

指根茎类药材顶端残留的根状茎。

人参（芦头）

芦碗

指芦头上的数个凹窝状茎痕，形如小碗。

烘术、生晒术

每年霜降前后，挖取2~3年生的根茎，除去茎叶和细根，烘干，称为"烘术"；直接晒干者，称为"生晒术"。

毛山药、光山药

冬季采挖山药，切去芦头，用竹刀刮去外皮，晒干，即为"毛山药"；或选择肥大顺直的毛山药，置清水中，浸至无干心，闷透，用木板搓成圆柱形，切齐两端，晒干，打光，习称"光山药"。

浙八味

包括白术、白芍、浙贝母、杭菊花、延胡索、玄参、温郁金、笕麦冬。

金包头

指毛知母顶端有浅黄色的叶痕及茎痕。

菊花心

指药材横断面呈放射性纹理及裂隙，形如菊花状。

川赤芍（菊花心）

归头、归身、归尾、全归

指当归不同药用部位的名称。根上段称"归头"，主根称"归身"，支根称"归尾"，全体称"全归"。

当归尾

当归身

云锦花纹

指何首乌的块根横切面皮部有4~11个异型维管束组成的云朵状花纹。

何首乌（云锦花纹）

罗盘纹

根类药材横切面有数轮同心排列环纹的异型构造，形似罗盘。

商陆（罗盘纹）

棕眼

一般指根茎类药材在其凹陷的茎基痕周围有很多麻点状须根痕。

凹窝

指根或根茎类药材顶端残留的凹陷茎痕。

白及（同心环纹）

半夏（凹窝、棕眼）

扫帚头

指防风根头顶部有棕色或棕褐色毛状残存叶基，形似扫帚头。

金盏银盘

指黄芪药材横切面，木部呈黄色，皮部呈白色，恰似金玉相映之感。

黄芪（金盏银盘）

防风（扫帚头）

鸡眼

指根及根茎类药材地上茎脱落而形成的凹陷茎痕。

同心环纹

指白及药材表面的数圈同心环节。

黄精（鸡眼）

钉角

一般是指附子、川乌、草乌周围瘤状突起的支根。

附子（钉角）

枫斗

指石斛剪去部分须根后，边炒边扭成螺旋形或弹簧状，烘干。

石斛（枫斗）

【解表药】
发散风寒药

麻黄

草麻黄

来源产地

麻黄科植物草麻黄 *Ephedra sinica* Stapf、中麻黄 *Ephedra intermedia* Schrenk et C. A. Mey. 或木贼麻黄 *Ephedra equisetina* Bge. 的干燥草质茎。主产于内蒙古、山西、河北等地。

性味功效

辛，微苦，温。麻黄：发汗散寒，宣肺平喘，利水消肿。用于风寒感冒，胸闷喘咳，风水浮肿。蜜麻黄：润肺止咳。多用于表证已解，气喘咳嗽。

用法用量

煎服，2~10克。

快速识别

麻黄 呈圆柱形的段。表面淡黄绿色至黄绿色，粗糙有细纵脊线，节上有细小鳞叶。切面中心显红黄色。气微香，味涩、微苦。**蜜麻黄** 形如麻黄段。表面深黄色，微有光泽，略具黏性。有蜜香气，味甜。

品质要求

以干燥、茎粗、淡绿色、内心充实、味苦涩者为佳。

验方集萃

①小儿腹泻：麻黄2~4克，前胡4~8克，水煎取汁300毫升，稍加白糖，频频口服。②荨麻疹：炙麻黄、蝉蜕、甘草各5克，生大黄、关黄柏、乌梅、板蓝根、槐米各10克，水煎服，7日为1疗程。

桂枝

肉桂

来源产地
樟科植物肉桂*Cinnamomum cassia* Presl的干燥嫩枝。主产于广西、广东、云南。

性味功效
辛、甘、温。发汗解肌，温通经脉，助阳化气，平冲降气。用于风寒感冒，脘腹冷痛，血寒经闭，关节痹痛，痰饮，水肿，心悸，奔豚。

用法用量
煎服，3~10克。孕妇慎用。

快速识别
呈类圆柱形或椭圆形的厚片。表面红棕色至棕色，有时可见点状皮孔或纵棱线。切面皮部红棕色，木部黄白色至浅黄棕色，髓部略呈方形。有特异香气，味甜、微辛。

品质要求
以幼嫩、色棕红、气香者为佳。

验方集萃

①感冒无汗：桂枝、麻黄各9克，荆芥、防风各6克，水煎服。 ②冻疮（未溃破）：桂枝60克，白萝卜皮适量，加水1000毫升，煎煮后熏洗。③发热、自汗、恶寒恶风：桂枝、芍药、生姜各9克，炙甘草6克，大枣12克，水煎服。

紫苏

来源产地

唇形科植物紫苏*Perilla frutescens* (L.) Britt.的干燥叶（或带嫩枝）。主产于湖北、河南、山东、江西、浙江、河北、黑龙江。

性味功效

辛，温。解表散寒，行气和胃。用于风寒感冒，咳嗽呕恶，妊娠呕吐，鱼蟹中毒，脾胃气滞，胸脘胀满。

用法用量

煎服，5~10克，不宜久煎。

快速识别

呈不规则的段或未切叶。叶多皱缩卷曲、破碎，完整者展平后呈卵圆形，边缘具圆锯齿。两面紫色或上表面绿色，下表面紫色，疏生灰白色毛。叶柄紫色或紫绿色。带嫩枝者，枝的直径2~5毫米，紫绿色，切面中部有髓。气清香，味微辛。

品质要求

以叶大、色紫、不碎、香气浓、无杂质者为佳。

验方集萃

①感冒：紫苏叶10克，生姜5克，水煎热服，取汗。②**食鱼蟹中毒**：紫苏叶10克，甘草5克，生姜5片，水煎服。③**感冒发热、呕吐腹泻**：紫苏叶12克，陈皮10克，荆芥、防风、广藿香各8克，水煎服。

姜

来源产地

姜科植物姜 *Zingiber officinale* Rosc. 的新鲜根茎。产于除东北外的大部分地区，主产于四川、贵州等地。

性味功效

生姜：辛，微温。解表散寒，温中止呕，化痰止咳，解鱼蟹毒。用于风寒感冒，胃寒呕吐，寒痰咳嗽，鱼蟹中毒。姜皮：辛，凉。和脾行水消肿。用于水肿，小便不利。

用法用量

生姜，煎服，3~9 克，或捣汁服。姜皮，煎服，3~10 克。

快速识别

生姜　呈不规则的厚片，可见指状分枝。切面浅黄色，内皮层环纹明显，维管束散在。气香特异，味辛辣。姜皮　呈不规则的薄片，表面黄褐色或灰棕色，有环节，切面浅黄色。气香特异，味辛辣。

品质要求

以块大、丰满、质嫩者为佳。

验方集萃

①反胃呕吐：生姜30克，胡椒1克（末），煎服，每日3次。②胃脘冷痛、反胃呕吐：生姜、附子各6克，草果5克，红枣10枚，水煎服。③水肿、小便不利：生姜皮10克，茯苓皮、冬瓜皮各15克，水煎服。

石香薷

来源产地

唇形科植物石香薷 *Mosla chinensis* Maxim. 或江香薷 *Mosla chinensis* 'Jiangxiangru' 的干燥地上部分。前者习称"青香薷"，后者习称"江香薷"。石香薷主产于江西、广西、广东、湖南、湖北等地。江香薷主产于江西。

性味功效

辛，微温。发汗解表，化湿和中。用于暑湿感冒，恶寒发热，头痛无汗，腹痛吐泻，水肿，小便不利。

用法用量

煎服，3~10克。用于发表，量不宜过大，且不宜久煎；用于利水消肿，量宜稍大，且须浓煎。

快速识别

呈不规则的段，全体密被白色茸毛，质较柔软。茎方柱形或类圆形。叶多皱缩或脱落，暗绿色或黄绿色。气清香而浓，味微辛而凉。

品质要求

以枝嫩、穗多、香气浓者为佳。

验方集萃

①**舌上忽出血如钻孔者**：香薷适量，煎汤服，每日3次。②**水肿、通身皆肿**：香薷9克，煎汤，冲白术细粉6克，每日3服。③**霍乱吐泻**：生香薷、小蒜碎各30克，炙厚朴18克，生姜30克，煎汤，分3次温服。

荆芥

荆芥

来源产地

唇形科植物荆芥 *Schizonepeta tenuifolia* Briq. 的干燥地上部分。主产于河北、江苏、浙江、江西。

性味功效

荆芥、荆芥穗：辛，微温。解表散风，透疹，消疮。用于感冒，头痛，麻疹，风疹，疮疡初起。荆芥炭：辛、涩，微温。收敛止血。用于便血，崩漏，产后血晕。

用法用量

煎服，5~10 克。

快速识别

荆芥 呈不规则的段。茎呈方柱形，表面淡黄绿色或淡紫红色，被短柔毛。切面类白色。叶多已脱落。穗状轮伞花序。气芳香，味微涩而辛凉。**荆芥穗** 穗状轮伞花序呈圆柱形，长3~15厘米，直径约7毫米。花冠多脱落，宿萼黄绿色，钟形，质脆易碎，内有棕黑色小坚果。气芳香，味微涩而辛凉。**荆芥炭** 为不规则小段，长约5毫米。全体黑褐色。茎方柱形，体轻，质脆，断面焦褐

荆芥穗

色。叶对生，多已脱落。花冠多脱落，宿萼钟状。略具焦香气，味苦而辛。

品质要求

以色淡黄绿、穗长而密、香气浓者为佳。

验方集萃

①**皮肤瘙痒**：荆芥、苦参各15~30克，煎水洗患处。②**麻疹不透**：荆芥、防风、浮萍各6克，芦根、紫草各9克，水煎服。

防风

防风

来源产地
伞形科植物防风 *Saposhnikovia divaricata* (Turcz.) Schischk. 的干燥根。主产于黑龙江、吉林、内蒙古、辽宁，以黑龙江为道地。

性味功效
辛、甘，微温。祛风解表，胜湿止痛，止痉。用于感冒头痛，风湿痹痛，风疹瘙痒，破伤风。

用法用量
煎服，5~10克。

快速识别
圆形或椭圆柱形的厚片。外表皮灰棕色，有纵皱纹，有的可见横长皮孔样突起、密集的环纹或残存的毛状叶基。切面皮部浅棕色，有裂隙，木部浅黄色，具放射状纹理。气特异，味微甘。

品质要求
以条粗壮、断面皮部色浅棕、木部浅黄色者为佳。

验方集萃

①**湿疹瘙痒：**防风、苍耳子、蛇床子、鬼针草各30克，煎水洗患处。②**风湿关节痛：**防风10克，千年健15克，威灵仙9克，穿山龙24克，水煎服。

羌活

来源产地

伞形科植物羌活 *Notopterygium incisum* Ting ex H. T. Chang 或宽叶羌活 *Notopterygium franchetii* H. de Boiss. 的干燥根茎及根。羌活主产于四川、青海、甘肃、西藏,以四川为道地。宽叶羌活主产于四川、青海、甘肃。

性味功效

辛、苦,温。解表散寒,祛风除湿,止痛。用于风寒感冒,头痛项强,风湿痹痛,肩背酸痛。

用法用量

煎服,3~10克。

快速识别

呈类圆形、不规则形横切或斜切片,表面棕褐色至黑褐色,切面外侧棕褐色,木部黄白色,有的可见放射状纹理。体轻,质脆。气香,味微苦而辛。

品质要求

以条粗、外皮棕褐色、断面朱砂点多、香气浓郁者为佳。

验方集萃

①**风湿性关节炎**：羌活、牛膝、狗脊各10克，徐长卿、防风各9克，桂枝6克，水煎服。②**感冒四肢酸痛**：羌活、紫苏叶各9克，淡豆豉、制香附各10克，陈皮6克，水煎服。③**头风头痛、头身困重**：羌活、苍术各9克，白芷、蔓荆子各10克，川芎8克，水煎服。

白芷

来源产地

伞形科植物白芷 *Angelica dahurica* (Fiseh. ex Hoffm.) Benth. et Hook. f. 或杭白芷 *Angelica dahurica* (Fisch. ex Hoffm.) Benth. et Hook. f. var. *formosana* (Boiss.) Shan et Yuan 的干燥根。主产于四川、浙江、河南、河北。

性味功效

辛，温。解表散寒，祛风止痛，宣通鼻窍，燥湿止带，消肿排脓。用于感冒头痛，眉棱骨痛，鼻塞流涕，鼻衄，鼻渊，牙痛，带下，疮疡肿痛。

用法用量

煎服，3~10 克。

快速识别

呈类圆形的厚片。外表皮灰棕色或黄棕色。切面白色或灰白色，具粉性，形成层环棕色，近方形或近圆形，皮部散有多数棕色油点。气芳香，味辛、微苦。

品质要求

以条粗壮、体重、粉性足、香气浓郁者为佳。

验方集萃

①**头痛**：白芷、蔓荆子、菊花、鸡肫花各9克，葛根15克，水煎服。②**腹痛**：白芷、荜澄茄、制香附各15克，共研末，调水敷脐部。③**牙痛**：白芷、细辛或吴茱萸各8克，水煎漱口或研末塞牙。

北细辛

来源产地

马兜铃科植物北细辛 *Asarum heterotropoides* Fr. Schmidt var. *mandshuricum* (Maxim.) Kitag.、汉城细辛 *Asarum sieboldii* Miq. var. *seoulense* Nakai 或华细辛 *Asarum sieboldii* Miq. 的干燥根及根茎。北细辛主产于辽宁、吉林、黑龙江。汉城细辛主产于辽宁、吉林。华细辛主产于陕西、河南、四川、湖北、湖南、安徽。

性味功效

辛，温。祛风散寒，通窍止痛，温肺化饮。用于风寒感冒，头痛，牙痛，鼻塞流涕，鼻鼽，鼻渊，风湿痹痛，痰饮喘咳。

用法用量

煎服，1~3 克。散剂每次服 0.5~1 克。外用适量。不宜与藜芦同用。

快速识别

呈不规则的段。根茎呈不规则圆柱状，外表皮灰棕色，有时可见环形的节。

根细，表面灰黄色，平滑或具纵皱纹。切面黄白色或白色。气辛香，味辛辣、麻舌。

品质要求

以根灰黄、叶绿、干燥、味辛辣而麻舌者为佳。

验方集萃

①**风寒头痛**：细辛研末，加面粉及白酒调成糊状，敷太阳穴。②**鼻塞不通**：细辛少许，研末，吹入鼻中。

一枝黄花

来源产地

菊科植物一枝黄花 *Solidago decurrens* Lour. 的干燥全草。分布于全国大部分地区。

性味功效

辛、苦，凉。清热解毒，疏散风热。用于喉痹，乳蛾，咽喉肿痛，疮疖肿毒，风热感冒。

用法用量

煎服，9~15 克。

快速识别

呈不规则的段。茎圆柱形；表面黄绿色、灰棕色或暗紫红色，有棱线，上部被毛；质脆，易折断，断面纤维性，有髓。单叶互生，多皱缩、破碎，完整叶片展平后呈卵形或披针形，先端稍尖或钝，全缘或有不规则的疏锯齿，基部下延成柄。头状花序直径约0.7厘米，排成总状，偶有黄色舌状花残留，多皱缩扭曲，苞片3层，卵状披针形。瘦果细小，冠毛黄白色。气微香，味微苦辛。

品质要求

以色黄绿、质脆、干燥、气香者为佳。

验方集萃

①**中暑吐泻**：一枝黄花15克，樟叶3片，水煎服。②**乳腺炎**：一枝黄花、马兰各15克，鲜香附30克，葱头7个，捣烂外敷。③**感冒、咽喉肿痛、扁桃体炎**：一枝黄花9~15克，水煎服。

苍耳

来源产地

菊科植物苍耳 *Xanthium sibiricum* Patr. 的干燥成熟带总苞的果实。产于全国各地，自产自销。

性味功效

辛、苦，温；有毒。散风寒，通鼻窍，祛风湿。用于风寒头痛，鼻塞流涕，鼻衄，鼻渊，风疹瘙痒，湿痹拘挛。

用法用量

煎服，3~10 克。

快速识别

苍耳子　呈纺锤形或卵圆形，长1~1.5厘米，直径0.4~0.7厘米。表面黄棕色或黄绿色，全体有钩刺，顶端有2枚较粗的刺，分离或相连，基部有果梗痕。质硬而韧，横切面中央有纵隔膜，2室，各有1枚瘦果。瘦果略呈纺锤形，一面较平坦，顶端具一突起的花柱基，具纵纹。气微，味微苦。

炒苍耳子

炒苍耳子　形如苍耳子，表面黄褐色，有刺痕。微有香气。

品质要求

以粒大、饱满、色棕黄者为佳。

验方集萃

①鼻塞不闻香臭：苍耳子3克，研末，湿棉签蘸末塞入鼻腔。②风湿痹痛：苍耳子或全草9克，威灵仙、川芎各8克，水煎服或浸酒服。

玉兰

来源产地

木兰科植物望春花 *Magnolia biondii* Pamp.、玉兰 *Magnolia denudata* Desr. 或武当玉兰 *Magnolia sprengeri* Pamp. 的干燥花蕾。望春花主产于河南。玉兰主产于安徽、江西、湖南。武当玉兰主产于湖北、四川。

性味功效

辛，温。散风寒，通鼻窍。用于风寒头痛，鼻塞流涕，鼻鼽，鼻渊。

用法用量

煎服，3~10 克，包煎。外用适量。

快速识别

呈长卵形，似毛笔头。基部具短梗，较粗壮，梗上有类白色点状皮孔。苞片外表面密被灰白色或灰绿色有光泽的茸毛，内表面类棕色，无毛。体轻，质脆。气芳香，味辛凉而稍苦。

品质要求

以花蕾未开、身干而完整、内瓣紧密、色绿、无枝梗、香气浓者为佳。

验方集萃

①**鼻塞不知香臭**：辛夷、皂角、石菖蒲各等分，研细末，绵裹塞鼻中，待片刻取出。②**急、慢性鼻窦炎**：辛夷 9 克，苍耳草 15 克，薄荷 6 克，水煎服；渣再煎取浓汁，加入葱汁适量，滴鼻。

发散风热药

薄荷

薄荷

来源产地
唇形科植物薄荷 *Mentha haplocalyx* Briq. 的干燥地上部分。主产于江苏、浙江、河北，以江苏为道地。

性味功效
辛，凉。疏散风热，清利头目，利咽，透疹，疏肝行气。用于风热感冒，风温初起，头痛，目赤，喉痹，口疮，风疹，麻疹，胸胁胀闷。

用法用量
煎服，3~6克，后下。

快速识别
呈不规则的段。茎方柱形，表面紫棕色或淡绿色，具纵棱线，棱角处具茸毛。切面白色，中空。叶多破碎，上表面深绿色，下表面灰绿色，稀被茸毛。轮伞花序腋生，花萼钟状，先端 5 齿裂，花冠淡紫色。揉搓后有特殊清凉香气，味辛凉。

品质要求

以叶多、色深绿、味清凉、香气浓者为佳。

验方集萃

①**感冒发热、头痛鼻塞：** 薄荷、菊花、蔓荆子各9克，荆芥、金银花各12克，水煎服。②**慢性荨麻疹：** 薄荷15克，桂圆干6粒，水煎服，每日2次，连服2~4周。③**腹胀：** 薄荷、防风、紫苏、全蝎（研粉）各3克，和葱一起捣烂，均匀地摊在纱布上，烤热，敷脐部。

牛蒡

来源产地
菊科植物牛蒡 *Arctium lappa* L. 的干燥成熟果实。主产于山东、四川、吉林、辽宁、黑龙江。

性味功效
辛、苦，寒。疏散风热，宣肺透疹，解毒利咽。用于风热感冒，咳嗽痰多，麻疹，风疹，咽喉肿痛，痄腮，丹毒，痈肿疮毒。

用法用量
煎服，6~12克。

快速识别
牛蒡子 呈长倒卵形，略扁，微弯曲，长5~7毫米，宽2~3毫米。表面灰褐色，带紫黑色斑点，有数条纵棱，通常中间1~2条较明显。顶端钝圆，稍宽，顶面有圆环，中间具点状花柱残迹；基部略窄，着生面色较淡。气微，味苦后微辛而稍麻舌。**炒牛蒡子** 形如牛蒡子，色泽加深，略鼓起。微有香气。

品质要求

以粒大、饱满、花纹明显、色灰褐者为佳。

验方集萃

①**感冒（头痛发热、咽喉肿痛）**：牛蒡子9克，板蓝根15克，薄荷、甘草各3克，水煎服。②**流行性腮腺炎、疮痈肿痛**：牛蒡子10克，黄芩9克，升麻、蒲公英各12克，水煎服。③**习惯性便秘**：生牛蒡子（捣碎）15克，开水500毫升，冲泡20分钟后，代茶饮。

蝉蜕

蝉蜕

来源产地
蝉科昆虫黑蚱 *Cryptotympana pustulata* Fabricius 的若虫羽化时脱落的皮壳。主产于浙江、山东、江苏、河北等地。

性味功效
甘，寒。疏散风热，利咽，透疹，明目退翳，解痉。用于风热感冒，咽痛音哑，麻疹不透，风疹瘙痒，目赤翳障，惊风抽搐，破伤风。

用法用量
煎服，3~6克。

快速识别
略呈椭圆形而弯曲，长约3.5厘米，宽约2厘米。表面黄棕色，半透明，有光泽。头部有丝状触角1对，多已断落，复眼突出。额部先端突出，口吻发达，上唇宽短，下唇伸长成管状。胸部背面呈十字形裂开，裂口向内卷曲，脊背两旁具小翅2对；腹面有足3对，被黄棕色细毛。腹部钝圆，共9节。体轻，中空，易碎。气微，味淡。

品质要求

以体轻、完整、色黄亮者为佳。

验方集萃

①**目赤、翳膜遮睛**：蝉蜕、蒺藜、决明子各10克，水煎服。②**皮肤瘙痒**：蝉蜕、薄荷叶各等量，研细末，酒调服，每次3克，每日3次。③**感冒、咳嗽失音**：蝉蜕、甘草各3克，牛蒡子9克，桔梗5克，水煎服。

菊花

来源产地

菊科植物菊 *Chrysanthemum morifolium* Ramat. 的干燥头状花序。主产于浙江、安徽、河南、河北、山东、四川等地。药材按产地和加工方法的不同，分为"亳菊""滁菊""贡菊""杭菊"等，以亳菊和滁菊品质最优。由于花的颜色不同，又分为黄菊花和白菊花。

性味功效

甘、苦，微寒。疏散风热，平肝明目，清热解毒。用于风热感冒，头痛眩晕，目赤肿痛，目暗昏花，疮痈肿毒。

用法用量

煎服，5~10克。

快速识别

亳菊 呈倒圆锥形或圆筒形，有时稍压扁呈扇形，离散。总苞碟状；总苞片3~4层，卵形或椭圆形，草质，黄绿色或褐绿色，外面被柔毛，边缘膜质。花托半球形，无托片或托毛。舌状花数层，雌性，位于外围，类白色，劲直，上举，纵向折缩，散生金黄色腺点；管状花多数，两性，位于中央，为舌状花所隐藏，黄色，顶端5齿裂。体轻，质柔润，干时松脆。气清香，味甘、微苦。**滁菊** 呈不规则球形或扁球形。舌状花类白色，不规则扭曲，内卷，边缘皱缩，有时可见淡褐色腺点；管状花大多隐藏。**贡菊** 呈扁球形或不规则球形。舌状花白色或类白色，斜升，上部反折，边缘稍内卷而皱缩，通常无腺点；管状花少，外露。**杭菊**　呈碟形或扁球形，常数个相连成片。舌状花类白色或黄色，平展或微折叠，彼此粘连，通常无腺点；管状花多数，外露。

品质要求

以花朵完整、颜色新鲜、气清香、少梗叶者为佳。

验方集萃

①**风热头痛**：菊花、石膏、川芎各9克，研细末，每次4.5克，茶调服。②**目赤眩晕、眼花面肿**：菊花、白英、甘草各3克，分别焙干，研末，晚上睡前温开水调服，每次3克。

桑

来源产地

桑科植物桑 *Morus alba* L. 的干燥叶。主产于安徽、浙江、江苏、四川、湖南等地，以南方育蚕区产量较大。

性味功效

苦、甘，寒。疏散风热，清肺润燥，清肝明目。用于风热感冒，肺热燥咳，头晕头痛，目赤昏花。

用法用量

煎服，5~10 克；或入丸、散。外用煎水洗眼。

快速识别

小碎片。上表面黄绿色或浅黄棕色，有的有小疣状突起；下表面颜色稍浅，叶脉突出，小脉网状，脉上被疏毛，脉基具簇毛。质脆。气微，味淡、微苦涩。

品质要求

以叶片完整、大而厚、色黄绿、质扎手者为佳。

验方集萃

①盗汗：桑叶9克，研细末，米汤送服。每日1剂，连服3~5日。②风热感冒：桑叶、菊花、连翘、苦杏仁各9克，桔梗、甘草各6克，薄荷5克，水煎服。③黄褐斑：桑叶500克，隔水蒸煮消毒，干燥后备用。每日15克，沸水浸泡后代茶饮。一般15日后即可显效。

柴胡

柴胡

来源产地

伞形科植物柴胡 *Bupleurum chinense* DC. 或狭叶柴胡 *Bupleurum scorzonerifolium* Willd. 的干燥根。柴胡（北柴胡）主产于北京、河北、河南、陕西、甘肃、山西等地。狭叶柴胡（南柴胡）主产于黑龙江、吉林、辽宁、河北等地。

性味功效

辛、苦，微寒。疏散退热，疏肝解郁，升举阳气。用于感冒发热，寒热往来，胸胁胀痛，月经不调，子宫脱垂，脱肛。

用法用量

煎服，3~10 克。

快速识别

呈不规则厚片。根头膨大，顶端残留 3~15 个茎基或短纤维状叶基。外表皮黑褐色或浅棕色，具纵皱纹和支根痕。有时可见根头处具细密环纹或有细毛状枯叶纤维。切面淡黄白色，纤维性，平坦。质硬。气微香，味微苦。

品质要求

以条粗长、须根少者为佳。

验方集萃

①乳腺小叶增生：柴胡、丝瓜络、郁金、丹参、枳壳各9克，水煎服。②复发性口腔溃疡：柴胡9克，鱼腥草、一点红、积雪草各15克，水煎服。③感冒发热：柴胡、葛根各10克，黄芩8克，石膏15克，水煎服。

大三叶升麻

来源产地

毛茛科植物大三叶升麻 *Cimicifuga heracleifolia* Kom.、兴安升麻 *Cimicifuga dahurica* (Turcz.) Maxim. 或升麻 *Cimicifuga foetida* L. 的干燥根茎。大三叶升麻和兴安升麻主产于辽宁、吉林、黑龙江。升麻主产于四川。

性味功效

辛、微甘，微寒。发表透疹，清热解毒，升举阳气。用于风热头痛，齿痛，口疮，咽喉肿痛，麻疹不透，阳毒发斑，脱肛，子宫脱垂。

用法用量

煎服，3~10克。

快速识别

呈不规则的厚片。表面黑褐色或棕褐色，粗糙不平，有坚硬的细须根残留。切面黄绿色或淡黄白色，皮部薄，木部有放射状裂隙。体轻，质坚硬。气微，味微苦而涩。

品质要求

以个大、体轻泡、质坚、断面有放射性网状条纹、表面黑褐色者为佳。

验方集萃

①**口腔溃疡**：升麻9克，金银花、爵床、积雪草各15克，水煎服。②**脱肛**：升麻、枳壳各9克，仙鹤草根30克，猪大肠60克，水炖服。

野葛

来源产地

豆科植物野葛*Pueraria lobata* (Willd.) Ohwi的干燥根。主产于湖南、河南、广东、浙江、四川、江西。

性味功效

甘、辛，凉。解肌退热，生津止渴，透疹，升阳止泻，通经活络，解酒毒。用于外感发热头痛，项背强痛，口渴，消渴，麻疹不透，热痢，泄泻，眩晕头痛，中风偏瘫，胸痹心痛，酒毒伤中。

用法用量

煎服，10~15克。

快速识别

呈不规则的厚片、粗丝或边长为5~12毫米的方块。切面浅黄棕色到黄色。质韧，纤维性强。气微，味微甜。

品质要求

以块大、质坚实、色白、粉性足、纤维少者为佳。

验方集萃

①口渴：葛根、天花粉、女贞子各15克，水煎服。②**颈椎病**：葛根、鸡血藤各18克，丹参、赤芍各10克，桑寄生15克，水煎服。③**冠状动脉粥样硬化性心脏病（冠心病）**：葛根15克，丹参、赤芍各10克，盐肤木30克，水煎服。

【清热药】
清热泻火药

石膏

来源产地

硫酸盐类矿物硬石膏族石膏，主含含水硫酸钙（$CaSO_4 \cdot 2H_2O$）。主产于湖北、甘肃、四川、安徽等地，以湖北应城产者最佳。

性味功效

甘、辛，大寒。生石膏：清热泻火，除烦止渴。用于外感热病高热烦渴，肺热喘咳，胃火亢盛，头痛，牙痛。煅石膏：敛疮生肌，收湿止血。用于溃疡不敛，湿疹瘙痒，水火烫伤。

用法用量

煎服，生石膏 15~60 克，先煎。煅石膏外用适量，研末撒敷患处。

快速识别

生石膏　为纤维状的集合体，呈长块状、板块状或不规则块状，通常粉碎成粗粉。呈白色、灰白色或淡黄色，半透明，有光泽。体重，质松脆。气微，味淡。**煅石膏**　为白色的粉末或酥松块状物，表面透出微红色光泽，不透明。体轻，质软，易碎，捏之成粉。气微，味淡。

品质要求

以色白、质松、半透明、纵断面如丝者为佳。

验方集萃

①风火牙痛：石膏、芦根各30克，龙胆10克，知母9克，水煎服。②痰热而喘：石膏、寒水石各等量，研为细末，煎人参汤，调下3克，饭后服。③溃疡不敛、湿疹、烫伤、出血：煅石膏、青黛、白及各15克，研细末敷。

知母

来源产地
百合科植物知母 *Anemarrhena asphodeloides* Bge. 的干燥根茎。主产于河北、山西、内蒙古和北京郊区，以河北易县为道地。

性味功效
苦、甘，寒。清热泻火，滋阴润燥。用于外感热病，高热烦渴，肺热燥咳，骨蒸潮热，内热消渴，肠燥便秘。

用法用量
煎服，6~12 克。

快速识别
知母 呈不规则类圆形厚片。外表皮黄棕色或棕色，有的可见少量残存的黄棕色叶基纤维和凹陷或突起的点状根痕。切面黄白色至黄色。气微，味微甜、略苦，嚼之带黏性。**盐知母** 形如知母，色黄或微带焦斑。味微咸。

品质要求
以肥大、坚硬、断面黄白色者为佳。

验方集萃

①盗汗：知母、女贞子各10克，生地黄15克，荞麦24克，水煎服。②慢性支气管炎：知母、藕节、桔梗、南沙参各10克，款冬花9克，水煎服。③慢性咽喉炎：知母、玄参、麦冬各10克，胖大海5克，水煎服。

栀子

来源产地

茜草科植物栀子 *Gardenia jasminoides* Ellis 的干燥成熟果实。主产于湖南、四川、江西。

性味功效

苦，寒。栀子、炒栀子：泻火除烦，清热利湿，凉血解毒；外用消肿止痛。用于热病心烦，湿热黄疸，淋证涩痛，血热吐衄，目赤肿痛，火毒疮疡；外治扭挫伤痛。焦栀子：凉血止血。用于血热吐血，衄血，尿血，崩漏。

用法用量

煎服，6~10 克。外用生品适量，研末调敷。

快速识别

栀子 呈不规则的碎块。果皮表面红黄色或棕红色，有的可见翅状纵棱。种子多数，扁卵圆形，深红色或红黄色。气微，味微酸而苦。**炒栀子** 形如栀子碎块，黄褐色。**焦栀子** 形状同栀子或为不规则的碎块，表面焦褐色或焦黑色。果皮薄而脆，内表面棕色，种子团棕色或棕褐色。气微，味微酸而苦。

品质要求

以个小、完整、皮薄、饱满、色红黄者为佳。

验方集萃

①**黄疸型肝炎、面目身黄**：生栀子、鲜茵陈各15克，垂盆草20克，水煎服。

②**热病心烦**：生栀子9克，淡豆豉15克，水煎服；或生栀子5粒，去外壳，炖糯米饭食用。

芦苇

来源产地

禾本科植物芦苇 *Phragmites communis* Trin. 的新鲜或干燥根茎。主产于安徽、上海、江苏、浙江、湖北等地。

性味功效

甘，寒。清热泻火，生津止渴，除烦，止呕，利尿。用于热病烦渴，肺热咳嗽，肺痈吐脓，胃热呕哕，热淋涩痛。

用法用量

煎服，15~30 克；鲜品用量加倍，或捣汁用。

快速识别

鲜芦根 呈圆柱形的段。表面黄白色，有光泽，节呈环状。切面黄白色，中空，有小孔排列成环。气微，味甘。**芦根** 呈扁圆柱形段。表面黄白色，节间有纵皱纹。切面明显中空，有小孔排列成环。

品质要求

以条粗壮、表面黄白色、有光泽、无须根、体轻质韧、不易折断者为佳。

验方集萃

①**鱼蟹中毒、面肿心烦**：芦根适量，煎汤，频饮。②**咽喉炎**：芦根24克，大青叶、卤地菊各15克，水煎服。③**尿路感染**：芦根30克，蒲公英、车前草、半枝莲各15克，水煎服。

栝楼

来源产地

葫芦科植物栝楼 *Trichosanthes kirilowii* Maxim. 或双边栝楼 *Trichosanthes rosthornii* Harms 的干燥根。栝楼主产于河南、河北、山东。双边栝楼主产于四川。

性味功效

甘、微苦，微寒。清热泻火，生津止渴，消肿排脓。用于热病烦渴，肺热燥咳，内热消渴，疮疡肿毒。

用法用量

煎服，10~15克。孕妇慎用；不宜与川乌、制川乌、草乌、制草乌、附子同用。

快速识别

呈类圆形、半圆形或不规则形的厚片。外表皮黄白色或淡棕黄色。切面可见黄色木质部小孔，略呈放射状排列。气微，味微苦。

品质要求

以质坚实、断面白色或淡黄色、富粉性者为佳。

验方集萃

①**乳头溃疡**：天花粉6克，研细末，鸡蛋清调敷。②**肺热燥咳**：天花粉、麦冬各15克，仙鹤草12克，水煎服。③**糖尿病**：天花粉、山药各15克，知母、山茱萸各10克，水煎服。

夏枯草

夏枯草

来源产地
唇形科植物夏枯草 *Prunella vulgaris* L. 的干燥果穗。主产于河南、安徽、浙江、江苏、湖南。

性味功效
苦、辛，寒。清肝泻火，明目，散结消肿。用于目赤肿痛，头痛眩晕，瘰疬，瘿瘤，乳痈，乳癖，乳房胀痛。

用法用量
煎服，9~15 克。

快速识别
呈圆柱形，略扁，长 1.5~8 厘米，直径 0.8~1.5 厘米；淡棕色至棕红色。全穗由数轮至十数轮宿萼与苞片组成，每轮有对生苞片 2 片，呈扇形，先端尖尾状，脉纹明显，外表面有白毛。每一苞片内有花 3 朵，花冠多已脱落，宿萼二唇形，内有小坚果 4 枚，卵圆形，棕色，尖端有白色突起。体轻。气微，味淡。

品质要求

以穗大、色棕红、不易破裂者为佳。

验方集萃

①**高血压**：夏枯草、决明子、钩藤各12克，水煎服。②**眼睛红肿、怕光流泪**：夏枯草、决明子、栀子各12克，水煎服。③**乳腺炎肿痛**：夏枯草、蒲公英各30克，水煎服。

决明子

决明

来源产地

豆科植物决明 *Cassia obtusifolia* L. 或小决明 *Cassia tora* L. 的干燥成熟种子。决明主产于江苏、安徽、四川。小决明主产于广西、云南。

性味功效

苦、甘、咸，微寒。清热明目，润肠通便。用于目赤涩痛，羞明多泪，头痛眩晕，目暗不明，大便秘结。

用法用量

煎服，9~15 克。

快速识别

决明子 略呈菱方形或短圆柱形，两端平行倾斜，表面绿棕色或暗棕色，平滑有光泽。一端较平坦，另端斜尖，表面棱线两侧各有1片宽广的浅黄棕色带。质坚硬，不易破碎。微有香气，味微苦。**炒决明子** 形如决明子，微鼓起，表面绿褐色或暗棕色，偶见焦斑。微有香气。

品质要求

以颗粒饱满、色绿棕者为佳。

①高血压：决明子、钩藤、夏枯草各12克，水煎服；或决明子适量，炒黄捣成粗粉，泡开水服，每次3克，每日3次。②小儿疳积：决明子20克，鸡内金、山楂各10克，共研粉，每次10克，入鲜母鸡肝1具，炖服，每日1剂。

清热燥湿药

黄芩

来源产地

唇形科植物黄芩 *Scutellaria baicalensis* Georgi 的干燥根。主产于内蒙古、河北、山西。

性味功效

苦，寒。清热燥湿，泻火解毒，止血，安胎。用于湿温、暑温，胸闷呕恶，湿热痞满，泻痢，黄疸，肺热咳嗽，高热烦渴，血热吐衄，痈肿疮毒，胎动不安。

用法用量

煎服，3~10 克。

快速识别

黄芩片 为类圆形或不规则形薄片。外表皮黄棕色至棕褐色。切面黄棕色或黄绿色，具放射状纹理。质坚实。气微，味苦。**酒黄芩** 形如黄芩，略带焦斑，微有酒香气。

品质要求

以条长、质坚实、色黄者为佳。

验方集萃

①**急性结膜炎**：黄芩、菊花各10克，叶下珠24克，水煎服。②**急性咽喉炎**：黄芩10克，大青叶15克，胖大海6克，水煎服。③**头痛**：黄芩片适量，酒浸透，晒干研末，每次3克，茶、酒送服。

黄连

来源产地

毛茛科植物黄连 *Coptis chinensis* Franch.、三角叶黄连 *Coptis deltoidea* C. Y. Cheng et Hsiao 或云连 *Coptis teeta* Wall. 的干燥根茎。黄连主产于四川、湖北、重庆，以重庆为道地。三角叶黄连主产于四川。云连主产于云南。

性味功效

苦，寒。清热燥湿，泻火解毒。用于湿热痞满，呕吐吞酸，泻痢，黄疸，高热神昏，心火亢盛，心烦不寐，心悸不宁，血热吐衄，目赤，牙痛，消渴，痈肿疔疮；外治湿疹，湿疮，耳道流脓。

用法用量

煎服，2~5克。外用适量。

快速识别

黄连片 呈不规则的薄片。外表皮灰黄色或黄褐色，粗糙，有细小的须根。切面或碎断面鲜黄色或红黄色，具放射状纹理。气微，味极苦。**酒黄连** 形如黄连片，色泽加深。略有酒香气。**姜黄连** 形如黄连片，表面棕黄色。有姜的辛辣味。**萸黄连** 形如黄连片，表面棕黄色。有吴茱萸的辛辣香气。

品质要求

以粗壮、坚实、断面红黄色者为佳。

验方集萃

①口舌生疮：黄连6克，穿心莲、玄参、生地黄各10克，水煎服。②急性结膜炎：黄连泡于适量开水中，取纱布或棉花，蘸黄连水，敷于眼睑上。

黄檗

来源产地
芸香科植物黄檗 *Phellodendron amurense* Rupr. 的干燥树皮。主产于辽宁、吉林、河北，以辽宁产量大。

性味功效
苦，寒。关黄柏：清热燥湿，泻火除蒸，解毒疗疮。用于湿热泻痢，黄疸尿赤，带下阴痒，热淋涩痛，脚气痿躄，骨蒸劳热，盗汗，遗精，疮疡肿毒，湿疹湿疮。盐关黄柏：滋阴降火。用于阴虚火旺，盗汗骨蒸。

用法用量
煎服，3~12 克。外用适量。

快速识别
关黄柏　呈丝状。外表面黄绿色或淡棕黄色；内表面黄色或黄棕色。切面鲜黄色或黄绿色，有的呈片状分层。气微，味极苦。**盐关黄柏**　形如关黄柏丝，深黄色，偶有焦斑。略具咸味。**关黄柏炭**　形如关黄柏丝，表面焦黑色，断面焦褐色。质轻而脆。味微苦、涩。

品质要求

以皮厚、断面色黄、嚼之有黏性者为佳。

验方集萃

① 带下色黄、气味腥臭：黄柏、芡实、鸡冠花各 10 克，水煎服。②盗汗、遗精、低热：黄柏、知母各 12 克，熟地黄 15 克，鳖甲 10 克，水煎服。

龙胆

来源产地

龙胆科植物条叶龙胆 *Gentiana manshurica* Kitag.、龙胆 *Gentiana scabra* Bge.、三花龙胆 *Gentiana triflora* Pall. 或滇龙胆 *Gentiana rigescens* Franch. 的干燥根及根茎。条叶龙胆主产于东北、内蒙古、江苏、浙江、安徽。龙胆、三花龙胆主产于东北和内蒙古。滇龙胆主产于云南、贵州、四川。

性味功效

苦，寒。清热燥湿，泻肝胆火。用于湿热黄疸，阴肿阴痒，带下，湿疹瘙痒，肝火目赤，耳鸣耳聋，胁痛口苦，强中，惊风抽搐。

用法用量

煎服，3~6克。

快速识别

呈不规则的段。根圆柱形，表面淡黄色或黄棕色，有的有横皱纹，具纵皱纹。切面皮部黄白色至棕黄色，木部色较浅。气微，味甚苦。

品质要求

以根条粗长、色黄或色黄棕、无碎断者为佳。

验方集萃

①风火牙痛：龙胆10克，石膏、芦根各30克，知母9克，水煎服。②胆囊炎：龙胆10克，蒲公英15克，青皮9克，半枝莲24克，水煎服。

苦参

来源产地

豆科植物苦参 *Sophora flavescens* Ait. 的干燥根。全国各地均产，多自产自销。

性味功效

苦，寒。清热燥湿，杀虫，利尿。用于热痢，便血，黄疸尿闭，赤白带下，阴肿阴痒，湿疹，湿疮，皮肤瘙痒，疥癣麻风；外用于滴虫性阴道炎。

用法用量

煎服，4.5~9 克。外用适量，煎汤洗患处。不宜与藜芦同用。

快速识别

呈类圆形或不规则形的厚片。外表皮灰棕色或棕黄色，有时可见横长皮孔样突起，外皮薄，常破裂反卷或剥落，脱落处显黄色或棕黄色，光滑。切面黄白色，纤维性，具放射状纹理和裂隙，有的可见同心性环纹。气微，味极苦。

品质要求

以条匀、断面色黄白者为佳。

验方集萃

①**癣、痔疮出血**：苦参适量，水煎熏洗患处。②**浑身瘙痒**：苦参、白鲜皮、蒺藜、苍耳子各30克，水煎洗。③**痔疮肿痛**：香加皮、苦参根、板蓝根各30克，水煎熏洗患处。

白鲜

来源产地

芸香科植物白鲜 *Dictamnus dasycarpus* Turcz. 的干燥根皮。主产于辽宁、吉林、河北、山东。

性味功效

苦，寒。清热燥湿，祛风解毒。用于湿热疮毒，黄水疮，湿疹，风疹，疥癣，风湿热痹，黄疸尿赤。

用法用量

煎服，5~10 克。外用适量，煎汤洗或研粉敷。

快速识别

呈不规则的厚片。外表皮灰白色或淡灰黄色，具细纵皱纹及细根痕，常有突起的颗粒状小点；内表面类白色，有细纵纹。切面类白色，略呈层片状。有羊膻气，味微苦。

品质要求

以肉厚、无木心、色灰白、羊膻气浓者为佳。

验方集萃

①湿疹：白鲜皮10克，徐长卿、白蒺藜各9克，苍耳子15克，水煎服。②下肢静脉曲张、溃疡：白鲜皮、土荆皮、半枝莲各适量，水煎浸洗患处。③皮肤湿疹、阴囊湿疹、带下阴痒：地肤子、蛇床子、白鲜皮、苦参各30克，白矾15克，水煎熏洗，每日2次。

清 热 解 毒 药

金银花

忍冬

来源产地

忍冬科植物忍冬 *Lonicera japonica* Thunb. 的干燥花蕾或带初开的花。主产于山东、河南，以山东平邑、河南新密为道地。

性味功效

甘，寒。清热解毒，疏散风热。用于痈肿疔疮，喉痹，丹毒，热毒血痢，风热感冒，温病发热。

用法用量

煎服，6~15克。

快速识别

呈棒状，上粗下细，略弯曲，长2~3厘米，上部直径约3毫米，下部直径约1.5毫米。表面黄白色或绿白色（贮久色渐深），密被短柔毛。偶见叶状苞片。花萼绿色，先端5裂，裂片有毛，长约2毫米。开放者花冠筒状，先端二唇形。气清香，味淡、微苦。

品质要求

以花蕾初开、完整、色黄绿、肥大者为佳。

验方集萃

①**急性扁桃体炎**：金银花 15~30 克，山豆根 9~15 克，硼砂（冲服）15 克，甘草 9 克，水煎服。②**一切肿毒**：金银花（连同茎叶）适量，煎汤内服，渣敷患处。③**暑热烦渴**：金银花、荷叶各 15 克，水煎服，或开水泡服。

连翘

来源产地

木犀科植物连翘 *Forsythia suspense* (Thunb.) Vahl 的干燥果实。主产于山西、河南、陕西。

性味功效

苦，微寒。清热解毒，消肿散结，疏散风热。用于痈疽，瘰疬，乳痈，丹毒，风热感冒，温病初起，温热入营，高热烦渴，神昏发斑，热淋涩痛。

用法用量

煎服，6~15 克。

快速识别

连翘 呈长卵形至卵形，稍扁。表面有不规则的纵皱纹及多数突起的小斑点，两面各有1条明显的纵沟。顶端锐尖，基部有小果梗或已脱落。**青翘** 多不开裂，表面绿褐色，突起的灰白色小斑点较少。质硬。种子多数，黄绿色。**老翘** 自顶端开裂或裂成两瓣，表面黄棕色或红棕色，内表面多为浅黄棕色，平滑，具一纵隔。质脆。种子棕色，多已脱落。气微香，味苦。

品质要求

青翘以色青绿、不开裂、无枝梗为佳；老翘以色黄、瓣大、壳厚、无种子者为佳。

验方集萃

①**咽喉肿痛**：连翘、黄芩各10克，玄参、板蓝根各15克，水煎服。②**热毒疮痈红肿热痛**：连翘、金银花各10克，紫花地丁15克，水煎服。

大青叶

菘蓝

来源产地

十字花科植物菘蓝 *Isatis indigotica* Fort. 的干燥叶。主产于安徽、河北、江苏、浙江等地。

性味功效

苦，寒。清热解毒，凉血消斑。用于温病高热，神昏，发斑发疹，痄腮，喉痹，丹毒，痈肿。

用法用量

煎服，9~15 克。

快速识别

为不规则的碎段。叶片暗灰绿色，叶上表面有的可见色较深、稍突起的小点；叶柄碎片淡棕黄色。质脆。气微，味微酸、苦、涩。

品质要求

以身干、叶大完整、色暗灰绿、无枝梗杂质者为佳。

验方集萃

①**流行性感冒**：大青叶、贯众各15克，紫苏叶10克，水煎服。②**急性咽喉炎**：大青叶、金银花、穿心莲各15克，马勃10克，水煎服。③**上呼吸道感染**：大青叶、板蓝根各18克，草河车、连翘各9克，水煎服，每4～8小时服1次。④**疮痈、丹毒**：大青叶、野菊花各15克，水煎服。

菘蓝

板蓝根

来源产地
十字花科植物菘蓝 *Isatis indigotica* Fort. 的干燥根。主产于安徽、河北、江苏、浙江等地。

性味功效
苦，寒。清热解毒，凉血利咽。用于温疫时毒，发热咽痛，温毒发斑，痄腮，烂喉丹痧，大头瘟疫，丹毒，痈肿。

用法用量
煎服，9~15 克。

快速识别
呈类圆形的厚片。外表皮淡灰黄色至淡棕黄色，有纵皱纹。切面皮部黄白色，木部黄色，呈菊花心样。气微，味微甜后苦涩。

品质要求
以粗大、色棕黄、断面呈菊花心样、质坚、无虫蛀者为佳。

验方集萃

①**湿热头痛**：板蓝根15克，蔓荆子10克，石菖蒲9克，水煎服。②**流行性感冒头痛发热**：板蓝根15克，薄荷6克，金银花10克，水煎服。③**咽喉肿痛**：板蓝根、金银花各15克，桔梗9克，水煎服。④**急性病毒性肝炎**：板蓝根15克，白毛藤、地耳草各30克，水煎服。

蒲公英

来源产地

菊科植物蒲公英 *Taraxacum mongolicum* Hand.-Mazz.、碱地蒲公英 *Taraxacum borealisinense* Kitam.或同属数种植物的干燥全草。全国各地均产，多自产自销。

性味功效

甘、苦，寒。清热解毒，消肿散结，利尿通淋。用于疔疮肿毒，乳痈，瘰疬，目赤，咽痛，肺痈，肠痈，湿热黄疸，热淋涩痛。

用法用量

煎服，10~15克。

快速识别

不规则的段，常呈皱缩卷曲的团块。叶多皱缩破碎，绿褐色或暗灰色，完整者展平后呈倒披针形，边缘浅裂或羽状分裂，基部渐狭，下延呈柄状。头状花序，花冠黄褐色或淡黄白色。有时可见具白色冠毛的长椭圆形瘦果。气微，味微苦。

品质要求

以叶多、灰绿、根完整、花黄、无杂质者为佳。

验方集萃

①**甲沟炎**：鲜蒲公英适量，洗净晾干，捣烂呈糊状。患处常规消毒后，敷患处，每日换药1次。②**乳腺炎**：蒲公英、忍冬藤各适量，煎浓汤，加酒调服。③**浅表性胃炎**：蒲公英40克，加水300毫升，煎取150毫升，加白及粉30克，调成糊状，分2次于早晚空腹服，连服6周。

野菊花

野菊

来源产地

菊科植物野菊 *Chrysanthemum indicum* L. 的干燥头状花序。主产于江苏、四川、安徽、广东、山东等地。

性味功效

苦、辛，微寒。清热解毒，泻火平肝。用于疔疮痈肿，目赤肿痛，头痛眩晕。

用法用量

煎服，9~15克。外用适量，煎汤外洗或制膏外涂。

快速识别

呈类球形，直径0.3~1厘米，棕黄色。总苞由4~5层苞片组成，外层苞片卵形或条形，外表面中部灰绿色或浅棕色，通常被白毛，边缘膜质；内层苞片长椭圆形，膜质，外表面无毛。总苞基部有的残留总花梗。舌状花1轮，黄色至棕黄色，皱缩卷曲；管状花多数，深黄色。体轻。气芳香，味苦。

品质要求

以类球形、色黄、完整、体轻、气芳香、味苦而有清凉感者为佳。

验方集萃

①**流行性腮腺炎**：野菊花15克，水煎代茶饮。②**无痰干咳**：野菊花、白茅根各30克，水煎2次，取汁加白糖30克，早晚各服1次。③**风热感冒**：野菊花、积雪草各15克，水煎服。

绵马贯众

绵马贯众

来源产地

鳞毛蕨科植物粗茎鳞毛蕨 *Dryopteris crassirhizoma* Nakai 的干燥根茎和叶柄残基。主产于黑龙江、辽宁、吉林等地。

性味功效

绵马贯众：苦，微寒；有小毒。清热解毒，止血，杀虫。用于时疫感冒，风热头痛，温毒发斑，疮疡肿毒，崩漏下血，虫积腹痛。绵马贯众炭：苦、涩，微寒；有小毒。收涩止血。用于崩漏下血。

用法用量

煎服，5~10 克。

快速识别

绵马贯众　呈不规则的厚片或碎块，根茎外表皮黄棕色至黑褐色，多被有叶柄残基，有的可见棕色鳞片，切面淡棕色至红棕色，有黄白色维管束小点，环状排列。气特异，味初淡而微涩，后渐苦、辛。**绵马贯众炭**　为不规则的厚片或碎片。表面焦黑色，内部焦褐色。味涩。

品质要求

以个大、质坚实、叶柄残基断面棕绿色者为佳。

验方集萃

①**腮腺炎**：绵马贯众10克，板蓝根、金银花各15克，水煎服。②**风热感冒**：绵马贯众、大青叶各15克，连翘、桑叶各10克，水煎服。

射干

来源产地

鸢尾科植物射干*Belamcanda chinensis* (L.) DC.的干燥根茎。主产于湖北、河南、陕西，以湖北孝感、黄冈为道地。

性味功效

苦，寒。清热解毒，消痰，利咽。用于热毒痰火郁结，咽喉肿痛，痰涎壅盛，咳嗽气喘。

用法用量

煎服，3~10 克。

快速识别

呈不规则形或长条形的薄片。外表面黄褐色、棕褐色或黑褐色，皱缩，可见残留的须根和须根痕，有的可见环纹。切面淡黄色或鲜黄色，具散在筋脉小点或筋脉纹，有的可见环纹。气微，味苦、微辛。

品质要求

以干燥、肥壮、断面色黄、无根须者为佳。

验方集萃

①急性咽喉炎：射干、金银花各10克，穿心莲、牛蒡子各9克，大青叶15克，水煎服。②急性扁桃体炎：射干10克，牛蒡子9克，爵床、一点红各15克，甘草3克，水煎服。③腮腺炎：射干鲜根3~5克，水煎，饭后服，每日2次。

木蝴蝶

来源产地
紫葳科植物木蝴蝶 *Oroxylum indicum* (L.) Vent. 的干燥成熟种子。产于福建、广东、广西、云南、贵州、四川等地，主产于云南、广西、贵州。

性味功效
苦、甘，凉。清肺利咽，疏肝和胃。用于肺热咳嗽，喉痹，音哑，肝胃气痛。

用法用量
煎服，1~3 克。

快速识别
蝶形薄片，除基部外三面延长成宽大菲薄的翅，长 5~8 厘米，宽 3.5~4.5 厘米。表面浅黄白色，翅半透明，有绢丝样光泽，上有放射状纹理，边缘多破裂。体轻，剥去种皮，可见一层薄膜状的胚乳紧裹于子叶之外。子叶 2，蝶形，黄绿色或黄色，长径 1~1.5 厘米。气微，味微苦。

品质要求
以干燥、色白、翼片大而完整、种子饱满者为佳。

验方集萃

①慢性咽喉炎：木蝴蝶3克，金银花、菊花、沙参、麦冬各9克，煎水代茶饮。②干咳、声音嘶哑、咽痛喉痛：木蝴蝶24克，胖大海9克，蝉蜕3克，甘草6克，冰糖适量，水煎服。

清热凉血药

地黄

来源产地

玄参科植物地黄 *Rehmannia glutinosa* Libosch. 的干燥块根。主产于河南、山西、河北，以河南为道地。

性味功效

甘，寒。清热凉血，养阴生津。用于热入营血，温毒发斑，吐血衄血，热病伤阴，舌绛烦渴，津伤便秘，阴虚发热，骨蒸劳热，内热消渴。

用法用量

煎服，10~15 克。

快速识别

呈类圆形或不规则的厚片。外表皮棕黑色或棕灰色，极皱缩，具不规则的横曲纹。切面棕黑色或乌黑色，有光泽，具黏性。体重，质较软而韧，不易折断。气微，味微甜。

品质要求

以块大、体重、断面乌黑油润者为佳。

验方集萃

①**贫血**：生地黄、鸡血藤、党参各15克，当归10克，水煎服。②**肺燥咯血**：生地黄15克，川贝母、山茶花、藕节各10克，水煎服。③**便秘**：生地黄30克，生大黄10克，草决明15克，大枣5个，水煎服。

牡丹皮

牡丹

来源产地

毛茛科植物牡丹 *Paeonia suffruticosa* Andr. 的干燥根皮。主产于安徽、四川、重庆、湖南、河南、山东。

性味功效

苦、辛，微寒。清热凉血，活血化瘀。用于热入营血，温毒发斑，吐血衄血，夜热早凉，无汗骨蒸，闭经，痛经，跌仆伤痛，痈肿疮毒。

用法用量

煎服，6~12 克。孕妇慎用。

快速识别

连丹皮 呈圆形或卷曲形的薄片。外表面灰褐色或黄褐色，栓皮脱落处粉红色。内表面有时可见发亮的结晶。切面淡粉红色，粉性。气芳香，味微苦而涩。**刮丹皮** 外表面红棕色或淡灰黄色。其他性状同连丹皮片。

品质要求

以皮厚、断面色白、粉性足、香气浓、结晶物多者为佳。

验方集萃

①**鼻出血**：牡丹皮、侧柏叶各10克，旱莲草15克，仙鹤草5克，水煎服。

②**痛经**：牡丹皮、延胡索各10克，川芎、川楝子、乌药各9克，水煎服。

③**高血压**：牡丹皮、赤芍各10克，钩藤15克，水煎服。

芍药

来源产地

毛茛科植物芍药 *Paeonia lactiflora* Pall. 或川赤芍 *Paeonia veitchii* Lynch 的干燥根。芍药主产于内蒙古。川赤芍主产于四川。

性味功效

苦，微寒。清热凉血，散瘀止痛。用于热入营血，温毒发斑，吐血衄血，目赤肿痛，肝郁胁痛，闭经，痛经，癥瘕腹痛，跌仆损伤，痈肿疮疡。

用法用量

煎服，6~12 克。不宜与藜芦同用。

快速识别

长条形斜切厚片。外表皮棕褐色，可见突起的皮孔。切面棕白色或棕黄色，皮部窄，颜色较深，木部放射状纹理明显，有的有裂隙。气微香，味微苦、酸涩。

品质要求

以外皮易脱落、皱纹粗而深、断面粉性大、质坚实者为佳。

验方集萃

①带下：赤芍、香附各6克，研末，加盐1克，水煎，饭前服。②尿路感染：赤芍9克，焦槟榔6克，研为末，每次3克，水煎，空腹服。③衄血：赤芍适量，研为末，开水送服，每次3克。

清虚热药

青蒿

黄花蒿

来源产地
菊科植物黄花蒿 *Artemisia annua* L. 的干燥地上部分。产于全国大部分地区。

性味功效
苦、辛，寒。清虚热，除骨蒸，解暑热，截疟，退黄。用于温邪伤阴，夜热早凉，阴虚发热，骨蒸劳热，暑邪发热，疟疾寒热，湿热黄疸。

用法用量
煎服，6~12 克，后下。

快速识别
呈不规则的段。茎呈圆柱形，直径 0.2~0.6 厘米；表面黄绿色或棕黄色，具纵棱线；质略硬，易折断，切面中部有髓。叶互生，暗绿色或棕绿色，卷缩易碎，完整者展平后为 3 回羽状深裂，裂片及小裂片矩圆形或长椭圆形，两面被短毛。气香特异，味微苦。

品质要求
以身干、色青绿、质嫩、未开花、香气浓郁者为佳。

验方集萃

①**秋季腹泻**：青蒿 20~25 克，水煎，分 3 次温服（过热易致恶心呕吐），至体温恢复正常，消化道症状消失即停药。②**尿潴留**：鲜青蒿 200~300 克，捣碎（不让汁水流掉），旋即敷于脐部，外覆塑料薄膜及棉垫，固定。待排尿后去药。

白薇

来源产地

萝摩科植物白薇 *Cynanchum atratum* Bge. 或蔓生白薇 *Cynanchum versicolor* Bge. 的干燥根和根茎。白薇主产于安徽、湖北、辽宁、黑龙江、吉林、陕西、河北、山东、江苏等地。蔓生白薇主产于辽宁、河北、河南、山西、山东、安徽等地。

性味功效

苦、咸、寒。清热凉血，利尿通淋，解毒疗疮。用于温邪伤营发热，阴虚发热，骨蒸劳热，产后血虚发热，热淋，血淋，痈疽肿毒。

用法用量

煎服，5~10克。

快速识别

呈不规则的段。根茎呈不规则块片；根圆柱形，表面棕黄色，质脆，易折断。断面皮部黄白色，木部黄色。气微，味微苦。

品质要求

以根粗长、色棕黄者为佳。

验方集萃

①肺气肿咯血：白薇、白茶花、白石榴花各15克，水煎服。②肺热咳嗽：白薇、麦冬、天冬、炒栀子各9克，藕片15克，水煎服。③血尿：白薇12克，车前草、旱莲草、荠菜各15克，水煎服。

地骨皮

枸杞

来源产地

茄科植物枸杞 *Lycium chinense* Mill. 或宁夏枸杞 *Lycium barbarum* L. 的干燥根皮。枸杞全国各地均产，主产于山西。宁夏枸杞产于河北、内蒙古、山西、陕西、甘肃、宁夏、青海、新疆。

性味功效

甘，寒。凉血除蒸，清肺降火。用于阴虚潮热，骨蒸盗汗，肺热咳嗽，咯血，衄血，内热消渴。

用法用量

煎服，9~15 克。

快速识别

呈筒状或槽状，长 3~10 厘米，宽 0.5~1.5 厘米，厚 0.1~0.3 厘米。外表面灰黄色至棕黄色，粗糙，有不规则纵裂纹，易成鳞片状剥落。内表面黄白色至灰黄色，较平坦，有细纵纹。体轻，质脆，易折断，断面不平坦，外层黄棕色，内层灰白色。气微，味微甘而后苦。

品质要求

以筒粗、肉厚、整齐、无木心及碎片者为佳。

验方集萃

①**盗汗**：地骨皮 15 克，荞麦 30 克，白芍 10 克，五味子 9 克，水煎服。②**更年期多汗症**：地骨皮、生地黄、桑寄生各 15 克，淫羊藿 10 克，水煎服。③**鼻出血**：地骨皮 5 克，侧柏叶、紫珠草各 10 克，白茅根 15 克，水煎服。

【泻下药】

大黄

掌叶大黄

来源产地

蓼科植物掌叶大黄 *Rheum palmatum* L.、唐古特大黄 *Rheum tanguticum* Maxim. ex Balf. 或药用大黄 *Rheum officinale* Baill. 的干燥根和根茎。掌叶大黄主产于甘肃。唐古特大黄主产于青海。药用大黄主产于四川、湖北。

性味功效

苦，寒。泻下攻积，清热泻火，凉血解毒，逐瘀通经，利湿退黄。用于实热积滞便秘，血热吐衄，目赤咽肿，痈肿疔疮，肠痈腹痛，瘀血经闭，产后瘀阻，跌打损伤，湿热痢疾，黄疸尿赤，淋证，水肿；外治烧烫伤。

用法用量

煎服，3~15克；用于泻下不宜久煎。外用适量，研末敷于患处。孕妇及月经期、哺乳期慎用。

快速识别

大黄片　为类圆形或不规则块片。外表面黄棕色至红棕色，有的可见类白

熟大黄

色网状纹理及星点（异型维管束）散在，残留的外皮棕褐色；切面淡红棕色或黄棕色，显颗粒性；若为根茎则髓部宽广，有星点环列或散在；根木部发达，具放射状纹理，无星点。气清香，味苦而微涩，嚼之粘牙，有沙粒感。**酒大黄** 同大黄块或片，表面深褐色，偶有焦斑。略有酒气。**熟大黄** 同大黄块或片，表面黑褐色。有特异芳香。**大黄炭** 同大黄块或片，表面焦黑色，断面黑褐色。

品质要求

以外表黄棕色、锦纹及星点明显、体重、质坚实、有油性者为佳。

验方集萃

①**便秘**：生大黄10克，草决明15克，生地黄30克，大枣5个，水煎服。②**跌打损伤**：生大黄粉、白芷粉、栀子粉各适量，酒、水各半，调敷患处。

芒硝

来源产地
硫酸盐类矿物芒硝族芒硝，经加工精制而成的结晶体。主含含水硫酸钠（$Na_2SO_4 \cdot 10H_2O$）。全国大部分地区均有产。

性味功效
咸、苦，寒。泻下通便，润燥软坚，清火消肿。用于实热积滞，腹满胀痛，大便燥结，肠痈肿痛；外治乳痈，痔疮肿痛。

用法用量
6~12克，一般不入煎剂，待汤剂煎得后，溶入汤液中服用。外用适量。

快速识别
为棱柱状、长方形或不规则块状及粒状。无色透明或类白色半透明。质脆，易碎，断面呈玻璃样光泽。气微，味咸。

品质要求
以无色、透明、呈长条棱柱结晶者为佳。

验方集萃
①**鹅口疮**：芒硝适量，研细撒于患处，每日3~5次。②**火丹毒**：水调芒硝，涂患处。③**热结便秘**：芒硝（冲服）、枳实、厚朴各9克，大黄8克，水煎服。

火麻仁

大麻

来源产地
桑科植物大麻 *Cannabis sativa* L. 的干燥成熟种子。主产于山东、浙江、山西、陕西。

性味功效
甘，平。润肠通便。用于血虚津亏，肠燥便秘。

用法用量
煎服，10~15克，捣碎。

快速识别
火麻仁 呈卵圆形。种皮灰绿色或灰黄色，有细微的白色或棕色网纹，两边有棱，顶端略尖。子叶2，乳白色，富油性。气香，味淡。**炒火麻仁** 形如火麻仁，表面微黄色。具香气，味淡。

品质要求
以粒大、种仁饱满者为佳。

验方集萃

①**习惯性便秘（数日大便不解、腹胀）**：火麻仁 12 克，大黄 6 克，枳实、厚朴各 8 克，水煎服。②**烧烫伤、丹毒**：火麻仁 20 克，地榆 15 克，黄连 10 克，大黄 12 克，研末，加麻油或猪油调敷患处。③**老人、产妇及体虚、津血不足者肠燥便秘**：火麻仁 15 克，水煎服；或火麻仁 10 克，当归、生地黄、肉苁蓉各 12 克，水煎服。

【祛风湿药】
祛风寒湿药

独活

重齿毛当归

来源产地
伞形科植物重齿毛当归 *Angelica pubescens* Maxim. f. *biserrata* Shan et Yuan 的干燥根。主产于湖北、重庆、四川、陕西等地。

性味功效
辛、苦，微温。祛风除湿，通痹止痛。用于风寒湿痹，腰膝疼痛，少阴伏风头痛，风寒挟湿头痛。

用法用量
煎服，3~10 克。

快速识别
呈不规则或类圆形的薄片。外表皮灰褐色或棕褐色，具皱纹。切面皮部灰白色至灰褐色，有多数散在的棕色油点，木部灰黄色至黄棕色，形成层环棕色。有特异香气，味苦、辛，微麻舌。

品质要求
以切片均匀、油润、香气浓郁者为佳。

验方集萃

①**皮肤湿疹**：独活24克，徐长卿15克，忍冬藤、豨莶草各30克，水煎，熏洗患处。②**风湿性关节炎**：独活、川牛膝各10克，穿山龙、鸡血藤各24克，山鸡椒根15克，水煎服。③**寒湿腰痛**：独活、川芎各15克，苍术、防风、细辛各10克，甘草6克，水煎服。

威灵仙

来源产地

毛茛科植物威灵仙 *Clematis chinensis* Osbeck、棉团铁线莲 *Clematis hexapetala* Pall. 或东北铁线莲 *Clematis manshurica* Rupr. 的干燥根和根茎。威灵仙主产于江苏、安徽、浙江。棉团铁线莲主产于山东、河北、辽宁、黑龙江。东北铁线莲主产于辽宁、吉林、黑龙江。

性味功效

辛、咸，温。祛风湿，通经络。用于风湿痹痛，肢体麻木，筋脉拘挛，屈伸不利。

用法用量

煎服，6~10 克。

快速识别

呈不规则的段。表面黑褐色、棕褐色或棕黑色，有细纵纹，有的皮部脱落，露出黄白色木部。切面皮部较广，木部淡黄色，略呈方形或近圆形，皮部与木部间常有裂隙。气微，味淡。

品质要求

以根粗、条匀、皮黑、肉白、质坚实、地上残基短者为佳。

验方集萃

①**腰腿疼痛：**威灵仙150克，捣为散，饭前温酒调服，每次3克。②**跌仆肿痛：**威灵仙（炒）150克、生川乌、五灵脂各120克，研末，醋盐汤送服，每次1~2克。

贴梗海棠

来源产地

蔷薇科植物贴梗海棠 *Chaenomeles speciosa* (Sweet) Nakai 的干燥近成熟果实。主产于四川、重庆、湖北、湖南、安徽、浙江，以安徽宣城为道地。

性味功效

酸，温。舒筋活络，和胃化湿。用于湿痹拘挛，腰膝关节酸重疼痛，暑湿吐泻，转筋挛痛，脚气水肿。

用法用量

煎服，6~9 克。

快速识别

呈类月牙形薄片。外表紫红色或棕红色，有不规则的深皱纹，边缘向内卷曲。果肉棕红色，中心部分凹陷，棕黄色，可见种痕。质坚实。气微清香，味酸。

品质要求

以个大、皮皱、紫红色、质坚实、味酸者为佳。

验方集萃

①脐下绞痛：木瓜1~2片，桑叶7片，大枣3枚（捣破），加水2升，煮取0.5升，顿服。②风湿致手足、腰膝不能举动：木瓜1枚，去皮脐，开窍，填吴茱萸3克，去梗，蒸熟细研，入青盐15克，细研后和为小丸如梧桐子大，每次服40丸，茶酒送服。

路路通

枫香树

来源产地

金缕梅科植物枫香树 *Liquidambar formosana* Hance 的干燥成熟果序。主产于江苏、浙江、安徽、福建、湖北。

性味功效

苦，平。祛风活络，利水，通经。用于关节痹痛，麻木拘挛，水肿胀满，乳少，闭经。

用法用量

煎服，5~10 克。

快速识别

聚花果，由多数小蒴果集合而成，呈球形，直径 2~3 厘米。基部有总果梗。表面灰棕色或棕褐色，有多数尖刺及喙状小钝刺，长 0.5~1 毫米，常折断，小蒴果顶部开裂，呈蜂窝状小孔。体轻，质硬，不易破开。气微，味淡。

品质要求

以个大、色黄、无果梗者为佳。

验方集萃

①风湿痹痛：路路通、桑枝、橘络、海风藤、秦艽、薏苡仁各9克，水煎服。②乳汁不通、乳房胀痛：路路通、丝瓜络各9克，猪蹄半具，炖服。③耳内流脓：路路通15克，水煎服。

徐长卿

徐长卿

来源产地

萝藦科植物徐长卿 *Cynanchum paniculatum* (Bge.) Kitag. 的干燥根和根茎。主产于江苏、浙江、安徽。

性味功效

辛，温。祛风，化湿，止痛，止痒。用于风湿痹痛，胃痛胀满，牙痛，腰痛，跌打损伤，风疹，湿疹。

用法用量

煎服，3~12克，后下。

快速识别

呈不规则的段。根茎有节，四周着生多数根。根为细长圆柱形，表面淡黄白色至淡棕黄色或棕色，具微细纵皱纹。切面粉性，皮部类白色或黄白色，形成层环淡棕色，木部细小。气香，味微辛凉。

品质要求

以根粗长、灰黄色、气芳香、洁净者为佳。

验方集萃

①**荨麻疹**：徐长卿、苎环干各9克，杠板归24克，水煎服。②**毒蛇咬伤**：徐长卿10克，一枝黄花、盐肤木各30克，水煎服。③**牙痛**：徐长卿15克，水煎服。④**胃痛**：徐长卿10克，枳壳9克，木香6克，鸡矢藤15克，水煎服。

祛风湿热药

秦艽

秦艽

来源产地

龙胆科植物秦艽 *Gentiana macrophylla* Pall.、麻花秦艽 *Gentiana straminea* Maxim.、粗茎秦艽 *Gentiana crassicaulis* Duthie ex Burk. 或小秦艽 *Gentiana dahurica* Fisch. 的干燥根。主产于陕西、甘肃、内蒙古、四川等地。

性味功效

苦、辛，平。祛风湿，清湿热，止痹痛，退虚热。用于风湿痹痛，中风半身不遂，筋脉拘挛，骨节酸痛，湿热黄疸，骨蒸潮热，小儿疳积发热。

用法用量

煎服，3~10克。

快速识别

呈长条形纵切片。外表皮黄棕色或棕褐色，粗糙，有扭曲纵纹或网状孔纹。切面皮部黄色或棕黄色，木部黄色，有的中心呈枯朽状。质硬而脆，略显油性。气特异，味苦、微涩。

品质要求

以根条粗大、肉厚、色棕黄、气味浓厚者为佳。

验方集萃

①风湿头痛：秦艽、鸡肫花各10克，川芎、炒苍术、蔓荆子各9克，水煎服。②风湿关节痛：秦艽、徐长卿各10克，无花果根、忍冬藤各30克，水煎服。

络石藤

络石

来源产地
夹竹桃科植物络石 *Trachelospermum jasminoides* (Lindl.) Lem. 的干燥带叶藤茎。主产于江苏、安徽、湖北、山东等地。

性味功效
苦，微寒。祛风通络，凉血消肿。用于风湿热痹，筋脉拘挛，腰膝酸痛，喉痹，痈肿，跌仆损伤。

用法用量
煎服，6~12 克。

快速识别
呈不规则的段。茎圆柱形，表面红褐色，长短不一，可见点状皮孔，质硬；断面淡黄白色，常中空。叶椭圆形，多破碎，全缘，略反卷，翠绿色；革质。气微，味微苦。

品质要求
以身干、条长、叶多、色绿者为佳。

验方集萃

①**颈椎病**：络石藤、葛根、鸡血藤、骨碎补各15克，丹参、赤芍各10克，水煎服。②**肋间神经痛**：络石藤、千年健各15克，延胡索9克，紫苏梗、丝瓜络各10克，水煎服。③**肺结核**：络石藤、地菍各30克，猪肺120克，同炖，服汤食肺，每日1剂。

桑

来源产地

桑科植物桑 *Morus alba* L. 的干燥嫩枝。主产于安徽、浙江、江苏、四川、湖南等地，以南方育蚕区产量较大。

性味功效

微苦，平。祛风湿，利关节。用于风湿痹病，肩臂、关节酸痛麻木，水肿，皮肤瘙痒，消渴。

用法用量

煎服，9~15 克。

快速识别

桑枝 呈类圆形或椭圆形的横切厚片。外表皮灰黄色或黄褐色，有点状皮孔。切面皮部较薄，木部黄白色，射线放射状，髓部白色或黄白色。气微，味淡。**炒桑枝** 形如桑枝片，切面深黄色。微有香气。

品质要求

以质嫩、断面黄白色者为佳。

验方集萃

①湿热脚气：桑枝、薏苡仁各30克，黄柏、苍术各8克，水煎服。②风湿关节红肿热痛：桑枝、忍冬藤各15克，防风、秦艽各10克，水煎服。③风湿病：桑枝、防风各10克，络石藤、桑寄生各15克，川芎、威灵仙各9克，水煎服。

豨莶

豨莶草

来源产地
菊科植物豨莶 *Siegesbeckia orientalis* L.、腺梗豨莶 *Siegesbeckia pubescens* Makino 或毛梗豨莶 *Siegesbeckia glabrescens* Makino 的干燥地上部分。主产于湖南、湖北、江苏等地。

性味功效
辛、苦，寒。祛风湿，利关节，解毒。用于风湿痹痛，筋骨无力，腰膝酸软，四肢麻痹，半身不遂，风疹湿疮。

用法用量
煎服，9~12 克。

快速识别
呈不规则的段。茎略呈方柱形，表面灰绿色、黄棕色或紫棕色，有纵沟和细纵纹，被灰色柔毛。切面髓部类白色。叶多皱缩破碎，灰绿色，边缘有钝锯齿，两面皆有白色柔毛；有时可见黄色头状花序。气微，味微苦。

品质要求

以叶多、质嫩、色绿者为佳。

验方集萃

①**夜盲**：豨莶草叶焙干研末，每次3克，和鸡肝（猪肝亦可）15克共煎服，每日1剂。②**高血压**：豨莶草30克，地骨皮10克，加水浓煎，分2~3次服；或鲜豨莶草、臭牡丹根各30克，水煎服。

丝瓜

来源产地

葫芦科植物丝瓜 *Luffa cylindrica* (L.) Roem. 的干燥成熟果实的维管束。全国各地均产，主产于浙江慈溪及江苏南通、苏州。

性味功效

甘，平。祛风，通络，活血，下乳。用于痹痛拘挛，胸胁胀痛，乳汁不通，乳痈肿痛。

用法用量

煎服，5~12克。

快速识别

不规则的厚片或段。由丝状维管束交织而成，多呈长棱形或长圆筒形，略弯曲，表面淡黄白色。体轻，质韧，有弹性，不能折断。横切面可见子房 3~4 室，呈空洞状。气微，味淡。

品质要求

以个大、无外皮、网状维管束黄白色者为佳。

验方集萃

①风湿关节痛：丝瓜络9克，忍冬藤24克，威灵仙12克，鸡血藤15克，水煎服。②乳少不通：丝瓜络30克，无花果60克，炖猪蹄或猪肉服。③乳汁缺少：路路通、丝瓜络各10克，当归9克，通草24克，水煎服。

祛风湿强筋骨药

五加皮

细柱五加

来源产地

五加科植物细柱五加 *Acanthopanax gracilistylus* W. W. Smith 的干燥根皮。产于山西、陕西、山东及长江以南各省区，主产于湖北、河南、安徽等地。

性味功效

辛、苦，温。祛风除湿，补益肝肾，强筋壮骨，利水消肿。用于风湿痹病，筋骨痿软，小儿行迟，体虚乏力，水肿，脚气。

用法用量

煎服，5~10 克。

快速识别

呈不规则的卷筒状或厚片状。外表面灰褐色，有稍扭曲的纵皱纹及横长皮孔样斑痕；内表面淡黄色或灰黄色，有细纵纹。切面灰白色。体轻，质脆，易折断，断面不整齐，灰白色。气微香，味微辣而苦。

品质要求

以粗长、皮厚、气香、无木心者为佳。

验方集萃

①阴囊湿疹: 五加皮、大腹皮、薏苡根各适量,水煎熏洗患处。②风湿性关节炎: 五加皮、络石藤各15克,威灵仙9克,忍冬藤24克,水煎服。③风湿腰痛: 五加皮、狗脊、骨碎补各15克,炒杜仲、川牛膝各10克,水煎服。

狗脊

金毛狗脊

来源产地

蚌壳蕨科植物金毛狗脊 *Cibotium barometz* (L.) J. Sm. 的干燥根茎。主产于四川、重庆、广东、贵州、浙江、福建等地。

性味功效

苦、甘，温。除风湿，补肝肾，强腰膝。用于风寒湿痹，腰膝酸软，下肢无力。

用法用量

煎服，6~12克。

快速识别

生狗脊片 呈不规则长条形或圆形，厚1.5~5毫米。切面浅棕色，较平滑，近边缘1~4毫米处有1条棕黄色隆起的木质部环纹或条纹，边缘不整齐，偶有金黄色绒毛残留。质脆，易折断，有粉性。气微，味淡。**熟狗脊片** 形如生狗脊片，呈黑棕色，质坚硬。**烫狗脊** 形如生狗脊片，表面略鼓起。棕褐色。气微，味淡、微涩。

品质要求

以片厚薄均匀、坚实无毛、不空心者为佳。

验方集萃

①拔牙创面出血、外伤出血：狗脊茸毛适量，消毒后外敷贴创面。②白带量多清稀、腰酸头晕：狗脊、鹿角霜各15克，银杏树根20克，水煎服。

桑寄生

来源产地

桑寄生科植物桑寄生 *Taxillus chinensis* (DC.) Danser 的干燥带叶茎枝。主产于广东、广西。

性味功效

苦、甘，平。祛风湿，补肝肾，强筋骨，安胎。用于风湿痹痛，腰膝酸软，筋骨无力，崩漏经多，妊娠漏血，胎动不安，头晕目眩。

用法用量

煎服，9~15 克。

快速识别

厚片或不规则短段。外表皮红褐色或灰褐色，具细纵纹，并有多数细小突起的棕色皮孔，嫩枝有的可见棕褐色茸毛；切面皮部红棕色，木部色较浅。叶多卷曲或破碎，完整者展平后呈卵形或椭圆形，表面黄褐色，幼叶被细茸毛，先端钝圆，基部圆形或宽楔形，全缘；革质。气微，味涩。

品质要求

以干燥、外皮棕褐色、条匀、叶多、附有桑树干皮者为佳。

验方集萃

①风湿腰痛：桑寄生、骨碎补、狗脊各15克，炒杜仲10克，盐肤木24克，水煎服。②风湿性关节炎：桑寄生30克，当归、木瓜、独活各9克，生黄芪24克，川牛膝10克，水煎服。

【化湿药】

广藿香

来源产地

唇形科植物广藿香 *Pogostemon cablin* (Blanco) Benth. 的干燥地上部分。主产于广东、海南。

性味功效

辛，微温。芳香化浊，和中止呕，发表解暑。用于湿浊中阻，脘痞呕吐，暑湿表证，湿温初起，发热倦怠，胸闷不舒，寒湿闭暑，腹痛吐泻，鼻渊头痛。

用法用量

煎服，3~10克。

快速识别

呈不规则的段。茎略呈方柱形，表面灰褐色、灰黄色或带红棕色，被柔毛；切面有白色髓。叶破碎或皱缩成团，完整者展平后呈卵形或椭圆形，两面均被灰白色绒毛；基部楔形或钝圆，边缘具大小不规则的钝齿；叶柄细，被柔毛。气香特异，味微苦。

品质要求

以身干、整齐、叶厚柔软、香气浓厚者为佳。

验方集萃

①**寻常疣：** 鲜广藿香叶数片，擦揉患处3~5分钟。②**单纯性胃炎：** 广藿香、佩兰、半夏、黄芩各9克，陈皮6克，炙川厚朴5克，水煎服。食积加麦芽15克；呕吐剧烈加姜竹茹9克，黄连3克；腹痛加木香6克。

佩兰

来源产地

菊科植物佩兰 *Eupatorium fortunei* Turcz. 的干燥地上部分。主产于江苏、上海、河北、天津、山东，以江苏产量最大。

性味功效

辛，平。芳香化湿，醒脾开胃，发表解暑。用于湿浊中阻，脘痞呕恶，口中甜腻，口臭，多涎，暑湿表证，湿温初起，发热倦怠，胸闷不舒。

用法用量

煎服，3~10克。

快速识别

呈不规则的段。茎圆柱形，表面黄棕色或黄绿色，有的带紫色，有明显的节及纵棱线；切面髓部白色或中空。叶对生，叶片多皱缩、破碎，绿褐色。气芳香，味微苦。

品质要求

以质嫩、叶多、色绿、香气浓者为佳。

验方集萃

①脾经湿热、口臭：佩兰 10~15 克，开水冲泡，代茶常饮。②蛇咬伤：鲜佩兰叶适量，洗净，捣烂，局部清理吸出蛇毒后敷药，每日换药 2~3 次。③中暑头痛：佩兰、青蒿、菊花各 9 克，水煎服。

茅苍术

来源产地

菊科植物茅苍术 *Atractylodes lancea* (Thunb.) DC. 或北苍术 *Atractylodes chinensis* (DC.) Koidz. 的干燥根茎。主产于河北、山西、陕西、辽宁、湖北、江苏，以江苏句容为道地。

性味功效

辛、苦，温。燥湿健脾，祛风散寒，明目。用于湿阻中焦，脘腹胀满，泄泻，水肿，脚气痿躄，风湿痹痛，风寒感冒，夜盲，眼目昏涩。

用法用量

煎服，3~9克。

快速识别

苍术 呈不规则类圆形或条形厚片。外表皮灰棕色至黄棕色，有皱纹，有时可见根痕。切面黄白色或灰白色，散有多数橙黄色或棕红色油室，有的可析出白色细针状结晶。气香特异，味微甘、辛、苦。**麸炒苍术** 形如苍术片，表面深黄色，散有黄棕色油室。有焦香气。

品质要求

以个大、质坚实、无毛须、气芳香、内有朱砂点、断面起白霜者为佳。

验方集萃

①**白带异常**：炒苍术10克，薏苡仁、一点红各30克，水煎服。②**脚气病**：苍术、泽泻、茯苓、川牛膝各10克，薏苡仁30克，紫苏叶、木瓜各9克，水煎服。

厚朴

来源产地

木兰科植物厚朴 *Magnolia officinalis* Rehd. et Wils. 或凹叶厚朴 *Magnolia officinalis* Rehd. et Wils. var. *biloba* Rehd. et Wils. 的干燥干皮、根皮及枝皮。主产于四川、重庆、湖北、浙江、福建、湖南。

性味功效

苦、辛，温。燥湿消痰，下气除满。用于湿滞伤中，脘痞吐泻，食积气滞，腹胀便秘，痰饮喘咳。

用法用量

煎服，3~10克。

快速识别

厚朴　呈弯曲的丝条状或单、双卷筒状。外表面灰褐色，有时可见椭圆形皮孔或纵皱纹。内表面紫棕色或深紫褐色，较平滑，具细密纵纹，划之显油痕。切面颗粒性，有油性，有的可见小亮星。气香，味辛辣、微苦。**姜厚朴**形如厚朴丝，表面灰褐色，偶见焦斑。略有姜辣气。

品质要求

以皮厚、油性足、内表面紫棕色而有发亮结晶状物、香气浓者为佳。

验方集萃

①急性肠炎：厚朴9克，鱼腥草15克，凤尾草30克，水煎服。②哮喘：厚朴、旋覆花各10克，佛手柑6克，紫苏子、葶苈子各9克，水煎服。

阳春砂

来源产地

姜科植物阳春砂 *Amomum villosum* Lour.、绿壳砂 *Amomum villosum* Lour. var. *xanthioides* T. L. Wu et Senjen 或海南砂 *Amomum longiligulare* T. L. Wu 的干燥成熟果实。阳春砂主产于广东、云南，以广东阳春为道地。绿壳砂主产于云南。海南砂主产于海南、广东湛江。

性味功效

辛，温。化湿开胃，温脾止泻，理气安胎。用于湿浊中阻，脘痞不饥，脾胃虚寒，呕吐泄泻，妊娠恶阻，胎动不安。

用法用量

煎服，3~6克，捣碎，后下。

快速识别

呈椭圆形或卵圆形，有三棱。表面棕褐色，密生刺状突起，顶端有花被残基，基部常具果梗痕。果皮薄而软。种子集结成团，为不规则多面体，表面棕红色或暗褐色，有细皱纹，质硬。气芳香而浓烈，味辛凉、微苦。

品质要求

以身干、个大、坚实、仁饱满、气味浓者为佳。

验方集萃

①寒湿吐泻：砂仁、花椒、草豆蔻各6克，苍术10克，水煎服。②妊娠呕
吐：砂仁不拘多少，研为细末，每次6克，姜汁少许，用开水冲服。

白豆蔻

来源产地

姜科植物白豆蔻 *Amomum kravanh* Pierre ex Gagnep. 或爪哇白豆蔻 *Amomum compactum* Soland ex Maton 的干燥成熟果实。白豆蔻原产于柬埔寨和泰国，我国的海南、云南和广西有栽培。爪哇白豆蔻原产于印度尼西亚，我国海南和云南有栽培。

性味功效

辛，温。化湿行气，温中止呕，开胃消食。用于湿浊中阻，不思饮食，湿温初起，胸闷不饥，寒湿呕逆，胸腹胀痛，食积不消。

用法用量

煎服，3~6克，捣碎，后下。

快速识别

呈椭圆形或卵圆形。表面黄白色至淡黄棕色，有3条较深的纵向槽纹，顶端有突起的柱基，基部有凹下的果柄痕，两端均具浅棕色绒毛。果皮体轻，质脆；背面略隆起，有皱纹。种子集结成团，中有白色隔膜，种子为不规则多面体。气芳香，味辛凉略似樟脑。

品质要求

以个大、粒实、果壳薄、气味浓厚者为佳。

验方集萃

①**反胃**：豆蔻、缩砂仁各10克，丁香5克，水煎，加姜汁适量，慢慢含服。

②**胃冷恶心（进食即想吐）**：豆蔻仁3枚捣细，温酒送服，数服以后即见效。

【利水渗湿药】
利水消肿药

茯苓

茯苓

来源产地

多孔菌科真菌茯苓 *Poria cocos* (Schw.) Wolf 的干燥菌核。主产于广西、广东、云南、安徽、湖北、河南。

性味功效

甘、淡，平。茯苓：利水渗湿，健脾，宁心。用于水肿尿少，痰饮眩悸，脾虚食少，便溏泄泻，心神不安，惊悸失眠。茯苓皮：利水消肿。用于水肿，小便不利。

用法用量

煎服，茯苓 10~15 克，茯苓皮 15~30 克。

快速识别

茯苓块 呈块片状，大小不一。白色、淡红色或淡棕色。**茯苓片** 呈不规则厚片，厚薄不一。白色、淡红色或淡棕色。**茯苓皮** 呈长条形或不规则块片，大小不一。外表面棕褐色至黑褐色，有疣状突起，内表面淡棕色并常带有白色或淡红色的皮下部分。质较松软，略具弹性。气微、味淡，嚼之粘牙。

品质要求

以断面白色细腻、粘牙力强者为佳。

验方集萃

①**小便不利**：茯苓皮、赤小豆、泽泻各15克，水煎服。②**食欲不振**：茯苓10克，白术9克，太子参15克，甘草、陈皮各6克，水煎服。

薏苡

来源产地
禾本科植物薏苡 *Coix lacryma-jobi* L. var. *mayuen* (Roman.) Stapf 的干燥成熟种仁。主产于福建、河北、辽宁。

性味功效
甘、淡，凉。利水渗湿，健脾止泻，除痹，排脓，解毒散结。用于水肿，脚气，小便不利，脾虚泄泻，湿痹拘挛，肺痈，肠痈，赘疣，癌肿。

用法用量
煎服，9~30 克。孕妇慎用。

快速识别
薏苡仁　呈宽卵形或长椭圆形，长 4~8 毫米，宽 3~6 毫米。表面乳白色，光滑，偶有残存的黄褐色种皮；一端钝圆，另端较宽而微凹，有一淡棕色点状种脐；背面圆凸，腹面有 1 条较宽而深的纵沟。质坚实，断面白色，粉性。气微，味微甜。麸炒薏苡仁　形如薏苡仁，微鼓起，表面微黄色。

品质要求

以粒大、饱满、色白、完整者为佳。

验方集萃

①**白带量多清稀**：薏苡仁、芡实、山药各 15 克，水煎服。②**泄泻**：薏苡仁、白术各 12 克，苍术、陈皮各 10 克，水煎服。

泽泻

泽泻

来源产地

泽泻科植物泽泻 *Alisma orientale* (Sam.) Juzep. 的干燥块茎。主产于四川都江堰、崇庆，福建建瓯、建阳、浦城。

性味功效

甘、淡，寒。利水渗湿，泄热，化浊降脂。用于小便不利，水肿胀满，泄泻尿少，痰饮眩晕，热淋涩痛，高脂血症。

用法用量

煎服，6~10克。

快速识别

泽泻 呈圆形或椭圆形厚片。外表皮黄白色或淡黄棕色，可见细小突起的须根痕。切面黄白色，粉性，有多数细孔。气微，味微苦。**盐泽泻** 形如泽泻片，表面黄棕色或黄褐色，偶见焦斑。味微咸。

品质要求

以个大、坚实、色黄白、粉性足者为佳。

验方集萃

①肾炎性水肿：泽泻、车前草各 15 克，薏苡根、赤小豆各 30 克，水煎服。

②尿路感染：泽泻、一点红、爵床、猫须草各 15 克，半边莲 30 克，水煎服。

③妊娠遍身浮肿：泽泻、桑白皮、槟榔、赤茯苓各 1.5 克，姜水煎服。

利尿通淋药

车前子

车前

来源产地

车前科植物车前 *Plantago asiatica* L. 或平车前 *Plantago depressa* Willd. 的干燥成熟种子。车前主产于江西、河南、四川。平车前主产于黑龙江、辽宁、河北。

性味功效

甘，寒。清热利尿通淋，渗湿止泻，明目，祛痰。用于热淋涩痛，水肿胀满，暑湿泄泻，目赤肿痛，痰热咳嗽。

用法用量

煎服，9~15克，包煎。

快速识别

车前子　呈椭圆形、不规则长圆形或三角状长圆形，略扁，长约2毫米，宽约1毫米。表面黄棕色至黑褐色，有细皱纹，一面有灰白色凹点状种脐。质硬。气微，味淡。**盐车前子**　形如车前子，表面黑褐色。气微香，味微咸。

品质要求

以粒大、色黑、饱满者为佳。

验方集萃

①**肠炎泄泻**：车前子、茯苓各 15 克，藿香、黄连各 6 克，水煎服。②**尿路感染、尿急尿痛**：车前子、白茅根各 15 克，紫花地丁、栀子各 10 克，水煎服。
③**慢性肾盂肾炎**：车前子、滑石各 15 克，金银花、蒲公英各 20 克，水煎服。

通草

通脱木

五加科植物通脱木 *Tetrapanax papyrifer* (Hook.) K. Koch 的干燥茎髓。主产于
江苏、湖南、湖北、四川、浙江、安徽。

甘、淡，微寒。清热利尿，通气下乳。用于湿热淋证，水肿尿少，乳汁不下。

煎服，3~5 克。孕妇慎用。

呈不规则的厚片，直径 1~2.5 厘米。表面白色或淡黄色，有浅纵沟纹。切面
显银白色光泽，中部有直径 0.3~1.5 厘米的空心或半透明的薄膜，纵剖面呈
梯状排列，实心者少见。气微，味淡。

以条粗、色洁白、有弹性者为佳。

验方集萃

①**水肿、小便不利**：通草、车前子各 10 克，泽泻 12 克，水煎服。②**肾炎性水肿**：通草、茯苓皮各 15 克，泽泻 5 克，猪苓、香茹各 10 克，白术 9 克，赤小豆 30 克，水煎服。③**肝硬化腹水**：通草 24 克，半边莲 30 克，马鞭草、车前草各 15 克，大腹皮 10 克，水煎服。

瞿麦

瞿麦

来源产地

石竹科植物瞿麦 *Dianthus superbus* L. 或石竹 *Dianthus chinensis* L. 的干燥地上部分。全国大部分地区都有分布，主产于河北、河南、辽宁、江苏等地。

性味功效

苦，寒。利尿通淋，活血通经。用于热淋，血淋，石淋，小便不通，淋沥涩痛，经闭瘀阻。

用法用量

煎服，9~15 克。孕妇慎用。

快速识别

呈不规则段。茎圆柱形，表面淡绿色或黄绿色，光滑无毛，节明显，略膨大，切面中空。叶对生，多皱缩破碎，完整叶展平后呈条形或条状披针形。枝端具花和果实，花萼筒状，花瓣棕紫色或棕黄色。气微，味淡。

品质要求

以花未开放、青绿色、干燥、无根者为佳。

验方集萃

①**湿疹、阴痒**：鲜瞿麦60克，捣汁外涂或煎汤外洗。②**小便不通、淋沥涩痛**：瞿麦、车前子各15克，滑石18克，甘草3克，水煎服。③**疮肿**：瞿麦，捣末，和生油捣涂患处。

地肤

地肤子

来源产地

藜科植物地肤 *Kochia scoparia* (L.) Schrad. 的干燥成熟果实。全国各地均产，主产于江苏、山东、河南、河北、北京。

性味功效

辛、苦，寒。清热利湿，祛风止痒。用于小便涩痛，阴痒带下，风疹，湿疹，皮肤瘙痒。

用法用量

煎服，9~15克。外用适量，煎汤熏洗。

快速识别

呈扁球状五角星形，直径 1~3 毫米。外被宿存花被，表面灰绿色或浅棕色，周围具膜质小翅5枚，背面中心有微突起的点状果梗痕及放射状脉纹5~10条，剥离花被，可见膜质果皮，半透明。种子扁卵形，长约 1 毫米，黑色。气微，味微苦。

品质要求

以色灰绿、饱满、无枝叶杂质者为佳。

验方集萃

①风疹瘙痒：地肤子、荆芥各15克，蝉蜕6克，生地黄20克，水煎服。②皮肤湿疹、阴囊湿疹、带下阴痒：地肤子、蛇床子、白鲜皮、苦参各30克，白矾15克，水煎熏洗，每日2次。

海金沙

来源产地
海金沙科植物海金沙 *Lygodium japonicum* (Thunb.) Sw. 的干燥成熟孢子。主产于广东及浙江等地。

性味功效
甘、咸，寒。清利湿热，通淋止痛。用于热淋，石淋，血淋，膏淋，尿道涩痛。

用法用量
煎服，6~15 克，包煎。

快速识别
呈粉末状，棕黄色或浅棕黄色。体轻，手捻有光滑感，置手中易由指缝滑落。火烧后产生爆鸣声及明亮的火焰，无灰渣残留。气微，味淡。

品质要求
以干燥、黄棕色、质轻光滑、能浮于水、无泥沙杂质者为佳。

验方集萃

①**尿路感染**：海金沙、车前草、石斛、金银花、一点红各15克，水煎服。

②**肾炎性水肿**：海金沙、泽泻、车前草各15克，猪苓、香茹各10克，水煎服。③**尿酸结石**：海金沙、滑石共研为末，以车前子、麦冬、木通煎水调药末，并加蜂蜜少许，温服。④**痢疾**：海金沙全草、凤尾草各24克，水煎服。

灯心草

来源产地

灯心草科植物灯心草 *Juncus effusus* L. 的干燥茎髓。主产于江苏、四川、云南等地，以苏州产量最大。

性味功效

甘、淡，微寒。清心火，利小便。用于心烦失眠，尿少涩痛，口舌生疮。

用法用量

煎服，1~3 克。

快速识别

灯心草　细圆柱形的段。表面白色或淡黄白色，有细纵纹。体轻，质软，略有弹性，易拉断，断面白色。气微，无味。**灯心炭**　呈细圆柱形的段。表面黑色。体轻，质松脆，易碎。气微，味微涩。

品质要求

以色白、条长、粗细均匀、有弹性者为佳。

验方集萃

①小儿夜间磨牙: 灯心草、一点红各6克, 淡竹叶6克, 水煎服。②肾炎性水肿: 鲜灯心草、胜红蓟、猫须草各30克, 嫩鲜茶叶15克, 水煎服。③膀胱炎、尿道炎: 鲜灯心草、车前、薏苡仁、海金沙各30克, 水煎服。

石韦

来源产地
水龙骨科植物庐山石韦 *Pyrrosia sheareri* (Bak.) Ching、石韦 *Pyrrosia lingua* (Thunb.) Farwell 或有柄石韦 *Pyrrosia petiolosa* (Christ) Ching 的干燥叶。主产于浙江、湖北、河北等地。

性味功效
甘、苦，微寒。利尿通淋，清肺止咳，凉血止血。用于热淋，血淋，石淋，小便不通，淋沥涩痛，肺热喘咳，吐血，衄血，尿血，崩漏。

用法用量
煎服，6~12 克。

快速识别
呈丝条状。上表面黄绿色或灰绿色，下表面密生红棕色星状毛，孢子囊群着生侧脉间或下表面布满孢子囊群。叶全缘。气微，味微涩苦。

品质要求
以叶大而厚、完整、背面色发红、有小点者为佳。

验方集萃

①**泌尿系统感染:** 石韦、蒲公英、马齿苋各30克,苦参9~15克,柴胡9~18克,黄柏9克,水煎服。②**尿路结石:** 石韦、车前草各30克,生栀子、甘草各15克,水煎服。

绵萆薢

来源产地

薯蓣科植物绵萆薢 *Dioscorea spongiosa* J. Q. Xi, M. Mizuno et W. L. Zhao. 或福州薯蓣 *Dioscorea futschauensis* Uline ex R. Kunth 的干燥根茎。绵萆薢主产于浙江、江西、福建。福州薯蓣主产于浙江、福建。

性味功效

苦，平。利湿去浊，祛风除痹。用于膏淋，白浊，白带过多，风湿痹痛，关节不利，腰膝疼痛。

用法用量

煎服，9~15 克。

快速识别

不规则的斜切片，边缘不整齐，大小不一，厚 2~5 毫米。外皮黄棕色至黄褐色，有稀疏的须根残基，呈圆锥状突起。质疏松，略呈海绵状，切面灰白色至浅灰棕色，黄棕色点状维管束散在。气微，味微苦。

品质要求

以片大而薄、切面色灰白者为佳。

验方集萃

①糖尿病：绵萆薢、女贞子、怀山药、天花粉各 15 克，水煎服。②肾炎性水肿：绵萆薢、猫须草、车前草、泽泻各 15 克，鲜茶叶 10 克，水煎服。

利湿退黄药

茵陈

茵陈蒿

来源产地

菊科植物滨蒿 *Artemisia scoparia* Waldst. et Kit. 或茵陈蒿 *Artemisia capillaris* Thunb. 的干燥地上部分。滨蒿主产于安徽、江西、湖北、江苏、陕西。茵陈蒿主产于江苏、浙江、江西。

性味功效

苦、辛，微寒。清热利湿，利胆退黄。用于黄疸尿少，湿温暑湿，湿疮瘙痒。

用法用量

煎服，6~15克。外用适量，煎汤熏洗。

快速识别

呈不规则的段，多卷曲成团状，灰白色或灰绿色，全体密被白色茸毛，绵软如绒。茎细小，除去表面白色茸毛后可见明显纵纹；质脆，易折断。叶具柄；叶片小裂片卵形或稍呈倒披针形、条形，先端锐尖。气清香，味微苦。

品质要求

以质嫩、绵软、灰绿色、毛如绒、香气浓者为佳。

验方集萃

①口疮：茵陈 20 克，煎沸 10 分钟，代茶饮。②高脂血症：茵陈、泽泻、葛根各 15 克，水煎服或制成糖衣片，分 3 次口服。

虎杖

虎杖

来源产地
蓼科植物虎杖 *Polygonum cuspidatum* Sieb. et Zucc. 的干燥根茎及根。主产于江苏、浙江、安徽、广东、广西、四川、云南。

性味功效
微苦，微寒。利湿退黄，清热解毒，散瘀止痛，止咳化痰。用于湿热黄疸，淋浊，带下，风湿痹痛，痈肿疮毒，水火烫伤，闭经，癥瘕，跌打损伤，肺热咳嗽。

用法用量
煎服，9~15克。外用适量，制成煎液或油膏涂敷。孕妇慎用。

快速识别
为不规则厚片，直径 0.5~2.5 厘米。外皮棕褐色，有纵皱纹及须根痕，切面皮部较薄，木部宽广，棕黄色，射线放射状，皮部与木部较易分离。根茎髓中有隔或呈空洞状。质坚硬。气微，味微苦、涩。

品质要求
以根条粗壮、坚实、断面色黄者为佳。

验方集萃

①便秘：虎杖、生地黄各 30 克，火麻仁、郁李仁各 15 克，水煎服。②风湿
性关节炎：虎杖、梵天花、忍冬藤各 30 克，穿山龙 24 克，水煎服。

金钱草

过路黄

来源产地

报春花科植物过路黄 *Lysimachia christinae* Hance 的干燥全草。产于河南、山西、江苏、安徽、浙江、江西、福建、台湾、湖北、湖南、广东、广西、陕西、云南、贵州、四川等地，主产于四川。

性味功效

甘、咸，微寒。利湿退黄，利尿通淋，解毒消肿。用于湿热黄疸，胆胀胁痛，石淋，热淋，小便涩痛，痈肿疔疮，蛇虫咬伤。

用法用量

煎服，15~60克。

快速识别

不规则的段。茎棕色或暗棕红色，有纵纹，实心。叶对生，展平后呈宽卵形或心形，上表面灰绿色或棕褐色，下表面色较浅，主脉明显突起，用水浸后，对光透视可见黑色或褐色条纹。偶见黄色花，单生叶腋。气微，味淡。

品质要求

以干燥、枝黄色、叶灰绿色或见花果者为佳。

验方集萃

①**泌尿系统结石**：金钱草、海金沙各20~30克，石韦15~20克，水煎服，每日1剂，平均服药21剂。②**小儿神经性尿频**：金钱草、车前、凤尾草、地锦草各10克，通草、甘草、灯心草各3克，水煎服。

【温里药】

乌头

来源产地

毛茛科植物乌头 *Aconitum carmichaelii* **Debx.** 的子根的加工品。主产于四川、陕西，以四川江油为道地。

性味功效

辛、甘，大热；有毒。回阳救逆，补火助阳，散寒止痛。用于亡阳虚脱，肢冷脉微，心阳不足，胸痹心痛，脘腹冷痛，肾阳虚衰，阳痿宫冷，阴寒水肿，寒湿痹痛。

用法用量

煎服，3~15克，先煎，久煎。不宜与半夏、瓜蒌、瓜蒌子、瓜蒌皮、天花粉、贝母、白蔹、白及等同用。孕妇慎用。

快速识别

黑顺片　纵切片，上宽下窄。外皮黑褐色，切面暗黄色，油润具光泽，半透明状，并有纵向导管束。质硬而脆，断面角质样。气微，味淡。白附片　无外皮，黄白色，半透明，厚约0.3厘米。

制附子（黑顺片）

制附子（白附片）

品质要求

黑顺片以片大，厚薄均匀、表面油润光泽者为佳；白附片以片大、色白、半透明者为佳。

验方集萃

①阳痿不育：炮附片、白术、桂枝、龙骨各等量，研末为丸，每次5~8克，每日3次。②四肢拘急、手足厥冷：附子3克，炙甘草60克，干姜45克，水煎温服。

姜

来源产地

姜科植物姜 *Zingiber officinale* Rosc. 的干燥根茎。产于除东北外的大部分地区。主产于四川、贵州等地，以四川犍为、沐川为道地。

性味功效

干姜、姜炭：温中散寒，回阳通脉，温肺化饮。用于脘腹冷痛，呕吐泄泻，肢冷脉微，寒饮喘咳。炮姜：辛，热。温经止血，温中止痛。用于阳虚失血，吐衄崩漏，脾胃虚寒，腹痛吐泻。

用法用量

煎服，3~10克。

快速识别

干姜 为不规则片块状，具指状分枝，厚0.2~0.4厘米。表面灰黄色或浅灰棕色，具纵皱纹及环节。质坚实，断面灰白色。气香、特异，味辛辣。姜炭形如干姜片块，表面焦黑色，内部棕褐色，体轻，质松脆。味微苦，微辣。

炮姜 呈不规则膨胀的块状，具指状分枝。表面棕黑色或棕褐色。质轻泡，断面边缘处显棕黑色，中心棕黄色，细颗粒性，维管束散在。气香、特异、味微辛、辣。

品质要求

以块大、丰满、质嫩者为佳。

验方集萃

①疟疾：干姜、高良姜各等量，研末，每次6克，水冲服。②妊娠呕吐：干姜、人参各30克，法半夏60克，研末，用生姜汁和丸（如玉米粒大），每次10丸，每日3次。

肉桂

肉桂

来源产地

樟科植物肉桂 *Cinnamomum cassia* Presl 的干燥树皮。主产于广西、广东。

性味功效

辛、甘，大热。补火助阳，引火归元，散寒止痛，温通经脉。用于阳痿宫冷，腰膝冷痛，肾虚作喘，虚阳上浮，眩晕目赤，心腹冷痛，虚寒吐泻，寒疝腹痛，痛经，闭经。

用法用量

煎服，1~5 克。不宜与赤石脂同用。有出血倾向者及孕妇慎用。

快速识别

呈不规则块状、槽状或卷筒状。外表面灰棕色；内表面红棕色，略平坦，有细纵纹，划之显油痕。质硬而脆，易折断，断面不平坦，外层棕色而较粗糙，内层红棕色而油润，两层间有 1 条黄棕色的线纹。气香浓烈，味甜、辣。

品质要求

以不破碎、体重、外皮细、肉厚、断面色紫、油性大、嚼之渣少者为佳。

验方集萃

①**胃寒疼痛**：肉桂2克，荜澄茄6克，水煎服。②**肾虚遗精**：肉桂2克，补骨脂9克，枸杞子15克，菟丝子10克，金樱子10克，水煎服。

吴茱萸

来源产地

芸香科植物吴茱萸 *Euodia rutaecarpa* (Juss.) Benth.、石虎 *Euodia rutaecarpa* (Juss.) Benth. var. *officinalis* (Dode) Huang 或疏毛吴茱萸 *Euodia rutaecarpa* (Juss.) Benth. var. *bodinieri* (Dode) Huang 的干燥近成熟果实。主产于广西、湖南、贵州、安徽。

性味功效

辛、苦，热；有小毒。散寒止痛，降逆止呕，助阳止泻。用于厥阴头痛，寒疝腹痛，寒湿脚气，呕吐吞酸，五更泄泻。

用法用量

煎服，2~5 克。外用适量。

快速识别

吴茱萸 呈球形或略呈五角状扁球形。表面暗黄绿色至褐色，粗糙，有多数点状突起或凹下的油点。顶端有五角星状的裂隙，基部残留果梗。质硬而脆，横切面可见子房 5 室，每室有淡黄色种子 1 粒。气芳香浓郁，味辛辣而苦。

制吴茱萸 形如吴茱萸，表面棕褐色至暗褐色。

品质要求

以粒大、色棕黑者为佳。

验方集萃

①**寒疝腹痛**：吴茱萸、乌药各 4.5 克，川楝子、小茴香各 10 克，水煎服。

②**五更泄泻**：吴茱萸、五味子各 4.5 克，肉豆蔻 10 克，补骨脂 8 克，水煎服。

丁香

来源产地

桃金娘科植物丁香 *Eugenia caryophyllata* Thunb. 的干燥花蕾。原产印度、越南及东非沿海等地，我国广东、海南有栽培。

性味功效

辛，温。温中降逆，补肾助阳。用于脾胃虚寒，呃逆呕吐，食少吐泻，心腹冷痛，肾虚阳痿。

用法用量

煎服，1~3克，内服或研末外敷。不宜与郁金同用。

快速识别

略呈研棒状，长1~2厘米。花冠圆球形，花瓣4，覆瓦状抱合，棕褐色或褐黄色，花瓣内为雄蕊和花柱，搓碎后可见众多黄色细粒状的花药。萼筒圆柱状，略扁，有的稍弯曲，红棕色或棕褐色，上部有4枚三角状的萼片，十字状分开。质坚实，富油性。气芳香浓烈，味辛辣、有麻舌感。

品质要求

以完整、个大、油性足、颜色深红、香气浓郁、入水下沉者为佳。

验方集萃

① 小儿吐逆：丁香、生半夏各30克，同研为细末，每次1~2克，姜汤送服。

②久心痛不止：丁香15克，桂心30克，捣散，饭前热酒服，每次3克。

高良姜

来源产地
姜科植物高良姜 *Alpinia officinarum* Hance 的干燥根茎。主产于广东、海南、广西。

性味功效
辛，热。温胃止呕，散寒止痛。用于脘腹冷痛，胃寒呕吐，嗳气吞酸。

用法用量
煎服，3~6 克。

快速识别
呈类圆形或不规则形的薄片。外表皮棕红色至暗褐色，有的可见环节和须根痕。切面灰棕色至红棕色，外周色较淡，具多数散在的筋脉小点，中心圆形，约占 1/3。气香，味辛辣。

品质要求
以色红棕、气香味辣、分枝少者为佳。

验方集萃

①**心脾痛**：高良姜、槟榔各等量，各炒，研末，米汤调服。②**疟疾**：高良姜、白姜各等量，火煅留性，研末，每次10克，加雄猪胆1个，温水和胆汁调服。③**双目突然红痛**：用小管吹高良姜末入鼻，使打喷嚏，红痛即可消除。

【理气药】

陈皮

橘

来源产地

芸香科植物橘 *Citrus reticulata* Blanco 及其栽培变种的干燥成熟果皮。栽培变种主要有茶枝柑 *Citrus reticulata* 'Chachi'（广陈皮）、大红袍 *Citrus reticulata* 'Dahongpao'、福橘 *Citrus reticulata* 'Tangerina'。主产于广东、福建、广西、浙江、陕西等地。

性味功效

苦、辛，温。理气健脾，燥湿化痰。用于脘腹胀满，食少吐泻，咳嗽痰多。

用法用量

煎服，3~10 克。

快速识别

呈不规则的条状或丝状。外表面橙红色或红棕色，有细皱纹及凹下的点状油室；内表面浅黄白色，粗糙，附黄白色或黄棕色筋络状维管束。气香，味辛、苦。

品质要求

以瓣大、完整、外皮色深红、内面白色、肉厚、油润、质柔软、气浓、辛香、味稍甜后感苦辛者为佳。

验方集萃

①胃脘胀痛：陈皮、苍术各8克，厚朴10克，水煎服。②醉酒或伤酒呕吐、干渴：陈皮、葛花各9克，水煎代茶。

青皮

橘

来源产地

芸香科植物橘 *Citrus reticulata* Blanco 及其栽培变种的干燥幼果或未成熟果实的果皮。栽培变种主要有茶枝柑 *Citrus reticulata* 'chachi'(广陈皮)、大红袍 *Citrus reticulata* 'Dahongpao'、福橘 *Citrus reticulata* 'Tangerina'。主产于广东、福建、广西、浙江、陕西等地。

性味功效

苦、辛，温。疏肝破气，消积化滞。用于胸胁胀痛，疝气疼痛，乳癖，乳痈，食积气滞，脘腹胀痛。

用法用量

煎服，3~10 克。

快速识别

呈类圆形厚片或不规则丝状。表面灰绿色或黑绿色，密生多数油室，切面黄白色或淡黄棕色，有时可见瓤囊 8~10 瓣，淡棕色。气香，味苦、辛。

品质要求

以色黑绿、质硬、香气浓者佳。

四花青皮

验方集萃

①**乳房肿痛：**青皮、山慈菇各15克，蒲公英60克，鹿角霜30克，水煎服。

②**肝郁气滞胁肋胀痛、乳房肿痛：**醋炙青皮12克，柴胡、香附各10克，水煎服。

酸橙

芸香科植物酸橙 *Citrus aurantium* L. 及其栽培变种或甜橙 *Citrus sinensis* Osbeck 的干燥幼果。酸橙主产于湖南、重庆、江西。甜橙主产于广东、广西、四川、贵州。

性味功效

苦、辛、酸，微寒。破气消积，化痰散痞。用于积滞内停，痞满胀痛，泻痢后重，大便不通，痰滞气阻，胸痹，结胸，脏器下垂。

用法用量

煎服，3~10 克。孕妇慎用。

快速识别

枳实　为不规则弧状条形或圆形薄片。切面外果皮黑绿色至暗棕绿色，中果皮部分黄白色至黄棕色，近外缘有 1~2 列点状油室，条片内侧或圆片中央具棕褐色瓤囊。气清香，味苦、微酸。麸炒枳实　形如枳实，色较深，有的有焦斑。气焦香，味微苦、微酸。

以外皮色绿褐、果肉厚、质坚硬、香气浓者为佳。

验方集萃

①**热结便秘**：枳实、厚朴、芒硝（冲服）各9克，大黄8克，水煎服。②**积滞内停而脘腹痞满、嗳腐不食**：枳实、厚朴、白术各9克，麦芽15克，半夏6克，陈皮8克，水煎服。

枳壳

酸橙

来源产地

芸香科植物酸橙 *Citrus aurantium* L. 及其栽培变种的干燥未成熟果实。主产于湖南、重庆、江西，以江西樟树、湖南沅江、重庆万州为道地。

性味功效

苦、辛、酸，微寒。理气宽中，行滞消胀。用于胸胁气滞，胀满疼痛，食积不化，痰饮内停，脏器下垂。

用法用量

煎服，3~10 克。孕妇慎用。

快速识别

枳壳片 为不规则弧状条形薄片。切面外果皮棕褐色至褐色，中果皮黄白色至黄棕色，近外缘有 1~2 列点状油室，内侧有的有少量紫褐色瓤囊。**麸炒枳壳** 形如枳壳片，色较深，偶有焦斑。

品质要求

以外皮色棕褐、果肉厚、质坚硬、香气浓郁者为佳。

验方集萃

①风疹瘙痒不止：枳壳9克，麸炒微黄，去瓤，研为末，每次0.6克。②脾胃湿热、胸闷腹痛：枳壳10克，黄芩6克，白术5克，黄连4克，水煎服。③牙齿疼痛：枳壳适量，浸酒，含漱。

化橘红

柚

来源产地

芸香科植物化州柚 *Citrus grandis* 'Tomentosa' 或柚 *Citrus grandis* (L.) Osbeek 的未成熟或近成熟的干燥外层果皮。化州柚主产于广东、广西等地，以广东化州为道地。柚产于浙江、江西、福建、台湾、湖北、湖南、广东、广西、四川、贵州、云南，主产于广东化州、陆川。

性味功效

辛、苦，温。理气宽中，燥湿化痰。用于咳嗽痰多，食积伤酒，呕恶痞闷。

用法用量

煎服，3~6 克。

快速识别

呈丝状或不规则的块状。外表面黄绿色至黄棕色，有皱纹及小油室；内表面黄白色或淡黄棕色。切面外缘有 1 列不整齐的下凹的油室，内侧稍柔而有弹性。质脆，易折断。气芳香，味苦、微辛。

品质要求

以皮薄均匀、气味浓者为佳。

验方集萃

①支气管炎咳喘痰多：化橘红、半夏各 8 克，紫苏子 10 克，茯苓 15 克，甘草 3 克，水煎服。②食积伤酒：化橘红、葛花各 10 克，开水泡服。

乌药

来源产地

樟科植物乌药 *Lindera aggregate* (Sims) Kosterm. 的干燥块根。主产于浙江、湖南，以浙江金华为道地。

性味功效

辛，温。行气止痛，温肾散寒。用于寒凝气滞，胸腹胀痛，气逆喘急，膀胱虚冷，遗尿尿频，疝气疼痛，经寒腹痛。

用法用量

煎服，6~10 克。

快速识别

呈类圆形的薄片。外表皮黄棕色或黄褐色。切面黄白色或淡黄棕色，射线放射状，可见年轮环纹。质脆。气香，味微苦、辛，有清凉感。

品质要求

以个大、质嫩、折断后香气浓郁、横切面色红微白且无黑色斑点者为佳。

验方集萃

①气滞胃痛：乌药、制香附各9克，川木香3克，水煎服。②痛经：乌药、白芍各10克，川楝子、延胡索各9克，当归6克，水煎服。③胸胁疼痛：乌药、丝瓜络各10克，柴胡9克，三叉苦15克，水煎服。

薤

来源产地

百合科植物小根蒜 *Allium macrostemon* Bge. 或薤 *Allium chinense* G. Don 的干燥鳞茎。小根蒜主产于黑龙江、吉林、辽宁、河北、江苏、湖北。薤主产于江苏、四川、贵州、湖北。

性味功效

辛、苦，温。通阳散结，行气导滞。用于胸痹心痛，脘腹痞满胀痛，泻痢后重。

用法用量

煎服，5~10 克。

快速识别

呈不规则卵圆形。表面淡黄棕色或黄白色，具浅纵皱纹，皱缩，半透明，有类白色膜质鳞片包被，底部有突起的鳞茎盘。质稍软，断面可见鳞叶 2~3 层。有蒜臭，味微辣。

品质要求

以身干、体重、个大、质坚、黄白色、半透明者为佳。

验方集萃

①冠心病气急：薤白 12 克，瓜蒌 24 克，白酒适量，水煎温服。②冠心病胸痛彻背：薤白 9 克，瓜蒌 24 克，半夏 12 克，白酒适量，水煎服。③赤痢：薤白、黄柏各 6 克，水煎服。

玫瑰花

玫瑰

来源产地

蔷薇科植物玫瑰 *Rosa rugosa* Thunb. 的干燥花蕾。主产于江苏、浙江，以浙江湖州为道地。

性味功效

甘、微苦，温。行气解郁，和血，止痛。用于肝胃气痛，食少呕恶，月经不调，跌仆伤痛。

用法用量

煎服，3~6 克。

快速识别

略呈半球形或不规则团状，直径 0.7~1.5 厘米。残留花梗上被细柔毛，花托半球形，与花萼基部合生；萼片 5，披针形，黄绿色或棕绿色，被有细柔毛；花瓣多皱缩，展平后宽卵形，呈覆瓦状排列，紫红色，有的黄棕色。体轻，质脆。气芳香浓郁，味微苦涩。

品质要求

以花朵大、完整、瓣厚、色鲜紫、不露蕊、香气浓者为佳。

验方集萃

①**月经不调、痛经、血色紫暗：**玫瑰花、月季花各 6 克，益母草、香附、川芎各 12 克，水煎服。②**胃痛、消化不良、肺结核咯血：**玫瑰花（捣碎）100 克，白砂糖 300 克，混匀，置阳光下，待糖溶化后服用，每日 3 次，每次 10 克。此膏亦可健脾胃，润肤美容。

【消食药】

山楂

山里红

来源产地

蔷薇科植物山里红 *Crataegus pinnatifida* Bge. var. *major* N. E. Br. 或山楂 *Crataegus pinnatifida* Bge. 的干燥成熟果实。主产于河南、山东、河北等地。

性味功效

酸、甘，微温。山楂：消食健胃，行气散瘀，化浊降脂。用于肉食积滞，泻痢腹痛，瘀血经闭，产后瘀阻，胸痹心痛，疝气疼痛。焦山楂：消食导滞作用增强。用于肉食积滞，泻痢不爽。

用法用量

煎服，9~12 克。

快速识别

山楂 为圆形片，皱缩不平。外皮红色，具皱纹，有灰白色小斑点。果肉深黄色至浅棕色。中部横切片具 5 粒浅黄色果核，但核多脱落而中空。有的片上可见短而细的果梗或花萼残迹。气微清香，味酸、微甜。**炒山楂** 形如山楂片，果肉黄褐色，偶见焦斑。**焦山楂** 形如山楂片，表面焦褐色，内部黄褐色。有焦香气。

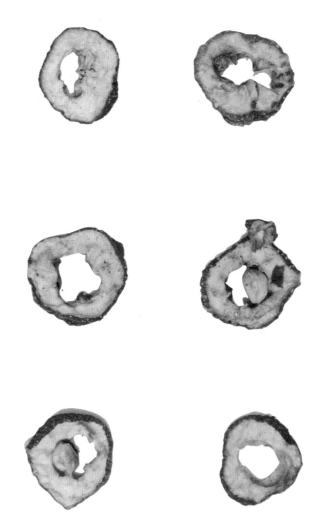

品质要求

以果实个大、皮红、果肉厚、核少、干燥者为佳。

验方集萃

①高脂血症：山楂、玉米须各 12 克，水煎代茶。②肉食积滞、嗳腐、便溏：炒山楂、炒麦芽各 12 克，陈皮 6 克，水煎服。

萝卜

莱菔子

来源产地

十字花科植物萝卜 *Raphanus sativus* L. 的干燥成熟种子。全国各地均产。

性味功效

辛、甘，平。消食除胀，降气化痰。用于饮食停滞，脘腹胀痛，大便秘结，积滞泻痢，痰壅喘咳。

用法用量

煎服，5~12 克。

快速识别

莱菔子　呈类卵圆形或椭圆形，稍扁。表面黄棕色、红棕色或灰棕色。一端有深棕色圆形种脐，一侧有数条纵沟。种皮薄而脆，多脱落。子叶2，黄白色，有油性。气微，味淡、微苦辛。**炒莱菔子**　形如莱菔子，表面微鼓起，色泽加深，质酥脆。气微香。

品质要求

以粒大、饱满、坚实、色红棕者为佳。

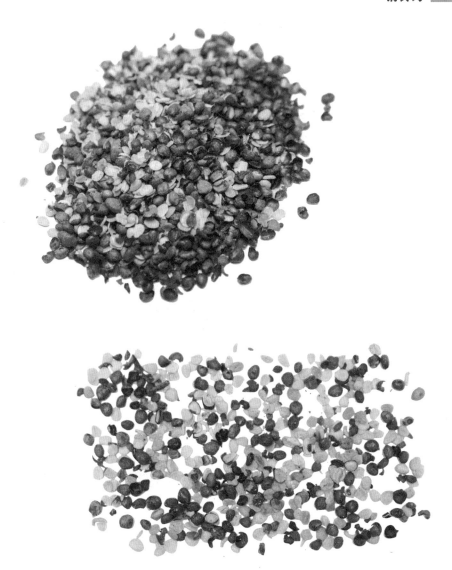

验方集萃

①**食积腹胀**：炒莱菔子、炒麦芽、厚朴各 9 克，水煎服。②**便秘、腹胀痛**：生莱菔子 9 克，捣汁，皂荚末 6 克，开水冲服。③**咳喘气逆、咳痰**：莱菔子、芥子、紫苏子各 10 克，水煎服。

大麦

来源产地

禾本科植物大麦 *Hordeum vulgare* L. 的成熟果实经发芽干燥的规范炮制加工品。全国均产，自产自销。

性味功效

甘，平。麦芽：行气消食，健脾开胃，回乳消胀。用于食积不消，脘腹胀痛，脾虚食少，乳汁郁积，乳房胀痛，肝郁胁痛。生麦芽：健脾和胃，疏肝行气。用于脾虚食少，乳汁郁积。炒麦芽：行气消食回乳。用于食积不消，妇女断乳。焦麦芽：消食化滞。用于食积不消，脘腹胀痛。

用法用量

煎服，10~15 克；回乳炒用 60 克。

快速识别

麦芽　呈梭形。表面淡黄色，背面为外稃包围，具 5 脉；腹面为内稃包围。除去内外稃后，腹面有 1 条纵沟；基部胚根处生出幼芽及须根，幼芽长披针状条形，长约 0.5 厘米。须根数条，纤细而弯曲。质硬，断面白色，粉性。无臭，味微甘。炒麦芽　形如麦芽，表面棕黄色，偶有焦斑。有香气。焦麦芽　形如麦芽，表面焦褐色，有焦斑。有焦香气。

品质要求

以干燥、色淡黄、粒大、饱满、有胚芽者为佳。

验方集萃

①产后发热、乳汁不通：炒麦芽15克，研细末。开水调服。②消化不良：木瓜10克，麦芽、谷芽各15克，木香3克，水煎服。

【 驱虫药 】

使君子

来源产地

使君子科植物使君子 *Quisqualis indica* L.的干燥成熟果实。主产于重庆、四川、福建。

性味功效

甘，温。杀虫消积。用于蛔虫病，蛲虫病，虫积腹痛，小儿疳积。

用法用量

煎服，使君子 9~12 克，捣碎。取仁炒香嚼服 6~9 克。

快速识别

使君子 呈椭圆形或卵圆形，具5条纵棱，偶有4~9棱。表面黑褐色至紫黑色，平滑，微具光泽。顶端狭尖，基部钝圆，有明显圆形的果梗痕。质坚硬，横切面多呈五角星形，棱角处壳较厚，中间呈类圆形空腔。种子长椭圆形或纺锤形，表面棕褐色或黑褐色，有多数纵皱纹；种皮薄，易剥离；子叶2，黄白色，有油性，断面有裂纹。气微香，味微甜。**炒使君子仁** 形如使君子仁，表面黄白色，有多数纵皱纹，有时可见残留有棕褐色种皮。

品质要求

以干燥、果实个大、仁饱满、不泛油、子叶黄白色者为佳。

验方集萃

①**小儿蛔虫病**：使君子研为极细末。早晨空腹，米汤调服。②**龋齿牙痛**：使君子适量煎汤，频漱口。

槟榔

槟榔

来源产地

棕榈科植物槟榔 *Areca catechu* L. 的干燥成熟种子。生于热带地区。栽培于海南、台湾、云南等地。

性味功效

苦、辛，温。槟榔、炒槟榔：杀虫，消积，行气，利水，截疟。用于绦虫病，蛔虫病，姜片虫病，虫积腹痛，积滞泻痢，里急后重，水肿脚气，疟疾。焦槟榔：消食导滞。用于食积不消，泻痢后重。

用法用量

煎服，3~10 克；驱绦虫、姜片虫用槟榔或炒槟榔 30~60 克。

快速识别

槟榔 呈类圆形的薄片。切面可见棕色种皮与白色胚乳相间的大理石样花纹。气微，味涩、微苦。**炒槟榔** 形同槟榔片，表面微黄色，可见大理石样花纹。
焦槟榔 呈类圆形薄片，直径 1.5~3 厘米，厚 1~2 毫米。表面焦黄色，可见大理石样花纹。质脆，易碎。气微，味涩、微苦。

品质要求

以个大、质坚、体重、断面色鲜艳者为佳。

验方集萃

①食积腹胀：槟榔 1~2 粒，嚼食。②肠道寄生虫病：炮槟榔 15 克，研为末，葱、蜜煎汤调服 3 克。

【 止血药 】

蓟

来源产地

菊科植物蓟 *Cirsium japonicum* Fisch. ex DC. 的干燥地上部分。主产于长江流域和沿海各省区。

性味功效

大蓟：甘、苦，凉。凉血止血，散瘀解毒消痈。用于衄血，吐血，尿血，便血，崩漏，外伤出血，痈肿疮毒。大蓟炭：甘、涩，凉。凉血止血。用于衄血，吐血，尿血，便血，崩漏，外伤出血。

用法用量

煎服，大蓟 9~15 克。大蓟炭 5~10 克，多入丸、散服。

快速识别

大蓟　呈不规则的段。茎短圆柱形，表面绿褐色，有数条纵棱，被丝状毛；切面灰白色，髓部疏松或中空。叶皱缩，多破碎，边缘具不等长的针刺；两面均具灰白色丝状毛。头状花序多破碎。气微，味淡。**大蓟炭**　呈不规则的段。表面黑褐色。质地疏脆，断面棕黑色。气焦香。

品质要求

以色灰绿、叶多者为佳。

验方集萃

①烧烫伤：鲜大蓟根洗净切细，捣烂取汁，与食用菜油调成糊状，装瓶备用。治疗时取药涂抹患处。②高血压：大蓟、菊花各 15 克，水煎代茶。

刺儿菜

来源产地

菊科植物刺儿菜 *Cirsium setosum* (Willd.) MB. 的干燥地上部分。全国大部分地区有产，自产自销。

性味功效

甘、苦，凉。凉血止血，散瘀解毒消痈。用于衄血，吐血，尿血，血淋，便血，崩漏，外伤出血，痈肿疮毒。

用法用量

煎服，5~12 克。

快速识别

小蓟　呈不规则的段。茎呈圆柱形，表面灰绿色或带紫色，具纵棱和白色柔毛；切面中空。叶片多皱缩或破碎，叶齿尖具针刺；上表面绿褐色，下表面灰绿色，两面均具白色柔毛。头状花序，总苞钟状；花紫红色。气微，味苦。小蓟炭形如小蓟段。表面黑褐色，内部焦褐色。

品质要求

以黄绿茎微带紫棕色、叶多、无杂质者为佳。

验方集萃

①妇人阴痒：小蓟煎汤，每日洗3次。②心热吐血、口干：小蓟根汁、生藕汁、生牛蒡汁、生地黄汁各15克，白蜜1匙，搅匀服用。

槐花

槐

来源产地

豆科植物槐 *Sophora japonica* L. 的干燥花及花蕾。全国大部分地区有产。

性味功效

苦，微寒。凉血止血，清肝泻火。用于便血，痔血，血痢，崩漏，吐血，衄血，肝热目赤，头痛眩晕。

用法用量

煎服，5~10克。

快速识别

槐花 皱缩而卷曲，花瓣多散落。完整者花萼钟状，黄绿色，先端5浅裂；花瓣5，黄色或黄白色，1片较大，近圆形，先端微凹，其余4片长圆形。雄蕊10，其中9个基部连合，花丝细长。雌蕊圆柱形，弯曲。体轻。气微，味微苦。**槐米** 呈卵形或椭圆形。花萼下部有数条纵纹。萼的上方为黄白色未开放的花瓣。花梗细小。体轻，手捻即碎。气微，味微苦涩。**炒槐花** 形如槐花（槐米），表面深黄色，偶有焦斑。**槐花炭** 形如槐花（槐米），表面焦褐色。

槐米

品质要求

以粒大、紧实、色黄绿者为佳。

验方集萃

①**便血、痔血**：槐花炭、地榆炭各 15 克，侧柏叶、枳壳各 10 克，水煎服。

②**吐血**：槐花、仙鹤草、白及各 12 克，水煎服。

白茅

白茅根

来源产地
禾本科植物白茅 *Imperata cylindrica* Beauv. var. *major* (Nees) C. E. Hubb. 的干燥根茎。产于全国各地，以华北地区较多，多自产自销。

性味功效
甘，寒。凉血止血，清热利尿。用于血热吐血，衄血，尿血，热病烦渴，湿热黄疸，水肿尿少，热淋涩痛。

用法用量
煎服，9~30克。

快速识别
白茅根 呈圆柱形的段。外表皮黄白色或淡黄色，微有光泽，具纵皱纹，有的可见稍隆起的节。切面皮部白色，多有裂隙，放射状排列，中柱淡黄色或中空，易与皮部剥离。气微，味微甜。**茅根炭** 形如白茅根，表面黑褐色至黑色，具纵皱纹，有的可见淡棕色稍隆起的节。略具焦香气，味苦。

品质要求

以条粗、色白、味甜者为佳。

验方集萃

①支气管扩张咯血：白茅根30克，苇茎、鱼腥草、侧柏叶各15克，水煎服。

②急性病毒性肝炎黄疸：白茅根、白毛藤各30克，茵陈15克，水煎服。

三七

来源产地

五加科植物三七 *Panax notoginseng* (Burk.) F. H. Chen 的干燥根和根茎。主产于云南、广西。支根习称"筋条"，根茎习称"剪口"。

性味功效

甘、微苦，温。散瘀止血，消肿定痛。用于咯血，吐血，衄血，便血，崩漏，外伤出血，胸腹刺痛，跌仆肿痛。

用法用量

煎服，3~9 克；或研粉吞服，每次 1~3 克。外用适量。孕妇慎用。

快速识别

三七 呈类圆锥形或圆柱形。表面灰褐色或灰黄色，有断续的纵皱纹和支根痕。顶端有茎痕，周围有瘤状突起。体重，质坚实。断面灰绿色、黄绿色或灰白色，木部微呈放射状排列。气微，味苦回甜。 **三七粉** 为灰白色或灰黄色粉末。气香，味苦回甜。

品质要求

以个大、体重、质坚、表面光滑、断面色灰绿或黄、"铜皮铁骨"者为佳。

验方集萃

①**胃出血**：三七粉1克，生大黄粉2克，调水服。②**跌打损伤瘀肿**：三七粉、生大黄粉各适量，水、酒各半，调敷患处。

茜草

来源产地
茜草科植物茜草 *Rubia cordifolia* L. 的干燥根和根茎。主产于陕西、山西、河南。

性味功效
苦，寒。凉血，祛瘀，止血，通经。用于吐血，衄血，崩漏，外伤出血，瘀阻经闭，关节痹痛，跌打肿痛。

用法用量
煎服，6~10克。

快速识别
茜草　呈不规则的厚片或段。根呈圆柱形，外表皮红棕色或暗棕色，具细纵皱纹；皮部脱落处呈黄红色。切面皮部狭，紫红色，木部宽广，浅黄红色，导管孔多数。气微，味微苦，久嚼刺舌。**茜草炭**　形如茜草片或段，表面黑褐色，内部棕褐色。气微，味苦、涩。

品质要求
以条粗长、外皮红棕色、断面黄棕色者为佳。

验方集萃

①月经过多：茜草、龙芽草、旱莲草、紫珠叶各 15 克，水煎服。②鼻出血：茜草、玄参、白茶花各 10 克，生地黄 15 克，甘草 5 克，水煎服。

蒲黄

水烛香蒲

来源产地
香蒲科植物水烛香蒲 *Typha angustifolia* L.、东方香蒲 *Typha orientalis* Presl 或同属植物的干燥花粉。主产于江苏、河南、黑龙江、内蒙古。

性味功效
甘，平。止血，化瘀，通淋。用于吐血，衄血，咯血，崩漏，外伤出血，闭经，痛经，胸腹刺痛，跌仆肿痛，血淋涩痛。

用法用量
煎服，5~10 克，包煎。外用适量，敷患处。孕妇慎用。

快速识别
生蒲黄　为黄色粉末。体轻，放水中则飘浮水面。手捻有滑腻感，易附着手指上。气微，味淡。**蒲黄炭**　形如蒲黄，表面棕褐色或黑褐色。具焦香气，味微苦、涩。

品质要求
以粉干、色鲜黄、质轻、粉细、滑腻感强、纯净无杂质者为佳。

验方集萃

①产后心痛：蒲黄（炒）、五灵脂（酒研）各等量，研为末，醋调熬膏，水煎，饭前热服。②月经过多：蒲黄90克（微炒），龙骨75克，艾叶30克，捣为末，炼蜜和丸，每次6~9克，煎米汤送服。

白及

来源产地

兰科植物白及 *Bletilla striata* (Thunb.) Reichb. f. 的干燥块茎。主产于贵州、四川、湖南、湖北。以贵州安龙、兴义、都匀，四川内江、温江、绵阳为道地。

性味功效

苦、甘、涩，微寒。收敛止血，消肿生肌。用于咯血，吐血，外伤出血，疮疡肿毒，皮肤皲裂。

用法用量

煎服，6~15克；研末吞服3~6克。外用适量。不宜与川乌、制川乌、草乌、制草乌、附子同用。

快速识别

呈不规则的薄片。外表皮灰白色或黄白色。切面类白色，角质样，半透明，维管束小点状，散生。质脆。气微，味苦，嚼之有黏性。

品质要求

以根茎肥厚、色白、半透明、个大坚实、无须根者为佳。

验方集萃

①支气管扩张咯血：白及、白茶花、石榴花各10克，百合9克，仙鹤草15克，水煎服。②跌打肿痛：白及粉、生大黄粉各适量，用水调成糊状，再加入白酒少许拌匀，涂敷患处。

艾

来源产地

菊科植物艾 *Artemisia argyi* Lévl. et Vant. 的干燥叶。产于全国大部分地区。

性味功效

辛、苦，温；有小毒。艾叶：温经止血，散寒止痛；外用祛湿止痒。用于吐血，衄血，崩漏，月经过多，胎漏下血，少腹冷痛，经寒不调，宫冷不孕；外治皮肤瘙痒。醋艾炭：温经止血，用于虚寒性出血。

用法用量

煎服，3~9 克。外用适量，供灸治或熏洗用。

快速识别

艾叶 多皱缩、破碎，有短柄。完整叶片展平后呈卵状椭圆形，羽状深裂，裂片椭圆状披针形，边缘有不规则的粗锯齿；上表面灰绿色或深黄绿色，有稀疏的柔毛及腺点；下表面密生灰白色绒毛。质柔软。气清香，味苦。**醋艾炭** 呈不规则的碎片，表面黑褐色，有细条状叶柄。具醋香气。

品质要求

以色青、叶背灰白色、绒毛多、叶厚、质柔韧、香气浓郁者为佳。

验方集萃

①痛经：生艾叶 10 克，红花 5 克，加开水 300 毫升冲服。经来前 1 日或行经时服 2 剂。②赤白痢：青蒿、艾叶、淡豆豉各 9 克，水煎服。

【活血化瘀药】

川芎

川芎

来源产地

伞形科植物川芎 *Ligusticum chuanxiong* Hort. 的干燥根茎。主产于四川、贵州、云南，以四川灌县、崇州为道地。

性味功效

辛，温。活血行气，祛风止痛。用于胸痹心痛，胸胁刺痛，跌仆肿痛，月经不调，闭经，痛经，癥瘕腹痛，头痛，风湿痹痛。

用法用量

煎服，3~10 克。

快速识别

不规则厚片。外表皮黄褐色，有皱缩纹。切面黄白色或灰黄色，具有明显波状环纹或多角形纹理，散生黄棕色油室点。质坚实。气浓香，味苦、辛、微甜。

品质要求

以根茎肥大、丰满沉重、外黄褐色、内有黄白菊花心者为佳。

验方集萃

①脑血管神经性头痛：川芎、鸡肫花各10克，石仙桃30克，水煎服。②心绞痛：川芎、丹参、薤白各10克，三七6克，瓜蒌15克，郁金9克，水煎服。③头痛：川芎、僵蚕各10克，蔓荆子、天麻各12克，水煎服。

延胡索

来源产地

罂粟科植物延胡索 *Corydalis yanhusuo* W. T. Wang 的干燥块茎。主产于浙江、江苏、安徽、陕西，以浙江东阳、磐安为道地。

性味功效

苦、辛，温。活血，行气，止痛。用于胸胁、脘腹疼痛，胸痹心痛，闭经，痛经，产后瘀阻，跌仆肿痛。

用法用量

煎服，3~10 克；研末吞服，每次 1.5~3 克。

快速识别

延胡索 呈不规则的圆形厚片。外表皮黄色或黄褐色，有不规则网状皱纹。切面黄色，角质样，具蜡样光泽。气微，味苦。**醋延胡索** 形如延胡索，表面和切面黄褐色，质较硬。微具醋香气。

品质要求

以个大、饱满、质坚、色黄、内色黄亮者为佳。

验方集萃

①腹痛：延胡索 10 克，川楝子、娑罗子、乌药各 9 克，水煎服。②痛经：延胡索 10 克，丹参、川芎各 6 克，川楝子、白芍、乌药各 9 克，水煎服。

③胸闷胸痛：延胡索、丹参、川芎各 10 克，瓜蒌、薤白各 15 克，水煎服。

温郁金

来源产地

姜科植物温郁金 *Curcuma wenyujin* Y. H. Chen et C. Ling、姜黄 *Curcuma longa* L.、广西莪术 *Curcuma kwangsiensis* S. G. Lee et C. F. Liang 或蓬莪术 *Curcuma phaeocaulis* Val. 的干燥块根。温郁金主产于浙江。姜黄、蓬莪术主产于四川。广西莪术主产于广西。

性味功效

辛、苦，寒。活血止痛，行气解郁，清心凉血，利胆退黄。用于胸胁刺痛，胸痹心痛，闭经，痛经，乳房胀痛，热病神昏，癫痫发狂，血热吐衄，黄疸尿赤。

用法用量

煎服，3~10克。不宜与丁香、母丁香同用。

快速识别

呈椭圆形或长条形薄片。外表皮灰黄色、灰褐色至灰棕色，具不规则的纵皱纹。切面灰棕色、橙黄色至灰黑色。角质样，内皮层环明显。气微，味苦。

品质要求

以质坚实、外皮皱纹细、断面色黄者为佳。

验方集萃

①胸闷: 郁金、丝瓜络各10克,枳壳、紫苏梗各9克,水煎服。②心烦胁痛不眠: 郁金、千里光各10克,炒栀子9克,阴地蕨15克,水煎服。

姜黄

来源产地
姜科植物姜黄 *Curcuma longa* L. 的干燥根茎。产于福建、台湾、广东、广西、四川、西藏、云南等地，主产于四川犍为、双流、崇庆。

性味功效
辛、苦，温。破血行气，通经止痛。用于胸胁刺痛，胸痹心痛，痛经，闭经，癥瘕，风湿肩臂疼痛，跌仆肿痛。

用法用量
煎服，3~9克，外用适量。

快速识别
呈不规则或类圆形的厚片。外表皮深黄色，有时可见环节。切面棕黄色至金黄色，角质样，内皮层环纹明显，维管束呈点状散在。气香特异，味苦、辛。

品质要求
以圆柱形、外皮有皱纹、断面棕红色、质坚实者为佳。

验方集萃

①闭经、痛经、产后腹痛：姜黄、川芎、红花各 10 克，水煎服。②胸腹疼痛：姜黄、当归各 10 克，木香、乌药各 6 克，水煎服。③跌打损伤：姜黄、乳香、没药各 10 克，水煎加酒服。

丹参

来源产地
唇形科植物丹参 *Salvia miltiorrhiza* Bge. 的干燥根和根茎。主产于河南、山东、江苏、四川、河北、陕西、山西、浙江、湖北。

性味功效
苦，微寒。活血祛瘀，通经止痛，清心除烦，凉血消痈。用于胸痹心痛，脘腹胁痛，癥瘕积聚，热痹疼痛，心烦不眠，月经不调，痛经，闭经，疮疡肿痛。

用法用量
煎服，10~15 克。不宜与藜芦同用。

快速识别
丹参 呈类圆形或椭圆形的厚片。外表棕红色或暗棕红色，粗糙，具纵皱纹。切面有裂隙或略平整而致密，有的呈角质样，皮部棕红色，木部灰黄色或紫褐色，有黄白色放射状纹理。气微，味微苦涩。**酒丹参** 形如丹参片，表面红褐色，略具酒香气。

品质要求

以条粗、内紫黑色、有菊花状白点者为佳。

验方集萃

①心绞痛：丹参15克，三七6克，薤白10克，瓜蒌24克，水煎服。②肝肿大：丹参15克，积雪草、叶下珠各24克，鸡内金10克，枳壳9克，水煎服。

红花

来源产地

菊科植物红花 *Carthamus tinctorius* L . 的干燥花。主产于新疆、河南、浙江、四川。

性味功效

辛，温。活血通经，散瘀止痛。用于闭经，痛经，恶露不行，癥瘕痞块，胸痹心痛，瘀滞腹痛，胸胁刺痛，跌仆损伤，疮疡肿痛。

用法用量

煎服，3~10克。孕妇慎服。

快速识别

不带子房的管状花，长1~2厘米。表面红黄色或红色。花冠筒细长，先端5裂，裂片呈狭条形，长5~8毫米；雄蕊5，花药聚合成筒状，黄白色；柱头长圆柱形，顶端微分叉。质柔软。气微香，味微苦。

品质要求

以花片长、色鲜红、质柔软者为佳。

验方集萃

①**急性腰扭伤**：红花10克，鸡蛋2枚，以红花拌鸡蛋加油炒熟（不加盐）食用。

②**预防压疮**：红花3克，加水100毫升，冬天浸泡2小时，夏天浸泡半小时，待浸液呈玫瑰红色后即可使用。用时取4毫升浸出液于手掌心，轻轻揉擦压疮好发部位，每次揉擦10~15分钟。

桃

来源产地

蔷薇科植物桃 *Prunus persica* (L.) Batsch 或山桃 *Prunus davidiana* (Carr.) Franch. 的干燥成熟种子。桃主产于四川、云南、贵州、陕西、山西、山东、河北、河南。山桃主产于四川、云南、陕西、山西、山东、河北。

性味功效

苦、甘，平。活血祛瘀，润肠通便，止咳平喘。用于闭经，痛经，癥瘕痞块，肺痈，肠痈，跌打损伤，肠燥便秘，咳嗽气喘。

用法用量

煎服，5~10克。孕妇慎用。

快速识别

呈扁长卵圆形。表面浅黄白色，一端尖，中部膨大，另端钝圆稍偏斜，边缘较薄，偶有残留种皮。子叶2，多分离，富油性。气微香，味微苦。

品质要求

以颗粒饱满、整齐、不破碎者为佳。

验方集萃

①**产后瘀阻腹痛**：桃仁、川芎、赤芍各9克，益母草15克，红花3克，水煎服。

②**血滞经闭、痛经**：桃仁、红花各9克，丹参15克，牛膝12克，水煎服。

月季

来源产地

蔷薇科植物月季 *Rosa chinensis* Jacq. 的干燥花。主产于江苏、湖北、山东、河北。

性味功效

甘，温。活血调经，疏肝解郁。用于气滞血瘀，月经不调，痛经，闭经，胸胁胀痛。

用法用量

煎服，3~6 克。

快速识别

呈类球形，直径 1.5~2.5 厘米。花托长圆形，萼片 5，暗绿色，先端尾尖；花瓣呈覆瓦状排列，有的散落，长圆形，紫红色或淡紫红色；雄蕊多数，黄色。体轻，质脆。气清香，味淡、微苦。

品质要求

以完整、色紫红、半开放、气清香者为佳。

验方集萃

①闭经、痛经、不孕：月季花 30~90 克，炖鸡服，每月行经期服 1 剂。②筋骨疼痛、脚膝肿痛、跌打损伤：月季花瓣研末，每次 3 克，酒冲服。③颈淋巴结结核：月季花 5 克，炖鲫鱼服；或鲜月季花，捣烂外敷。

牛膝

来源产地

苋科植物牛膝 *Achyranthes bidentata* Bl. 的干燥根。主产于河南、河北等地，以河南为道地。

性味功效

苦、甘、酸，平。逐瘀通经，补肝肾，强筋骨，利尿通淋，引血下行。用于闭经，痛经，腰膝酸痛，筋骨无力，淋证，水肿，头痛，眩晕，牙痛，口疮，吐血，衄血。

用法用量

煎服，5~12克。孕妇慎用。

快速识别

牛膝 呈圆柱形的段。外表皮灰黄色或淡棕色，有微细的纵皱纹及横长皮孔。质硬脆，易折断，受潮变软。切面平坦，淡棕色或棕色，略呈角质样而油润，中心维管束木质部较大，黄白色，其外周散有多数黄白色点状维管束，断续排列成2~4轮。气微，味微甜而稍苦涩。**酒牛膝** 形如牛膝段，表面色略深，偶见焦斑。微有酒香气。

品质要求

以根长、肉肥、皮细、黄白色者为佳。

验方集萃

①**闭经**：牛膝、桃仁、王不留行各10克，红花6克，鸡血藤24克，水煎服。

②**风湿关节痛**：牛膝、千年健、鸡血藤各15克，当归6克，薜荔30克，水煎服。

密花豆

来源产地

豆科植物密花豆 *Spatholobus suberectus* Dunn 的干燥藤茎。主产于广西、广东。

性味功效

苦、甘，温。活血补血，调经止痛，舒筋活络。用于月经不调，痛经，闭经，风湿痹痛，麻木瘫痪，血虚萎黄。

用法用量

煎服，9~15 克。

快速识别

椭圆形、长矩圆形或不规则的斜切片，厚 0.3~1 厘米。栓皮灰棕色，有的可见灰白色斑，栓皮脱落处显红棕色。质坚硬。切面木部红棕色或棕色，导管孔多数；韧皮部有树脂状分泌物呈红棕色至黑棕色，与木部相间排列呈数个同心性椭圆形环或偏心性半圆形环；髓部偏向一侧。气微，味涩。

品质要求

以树脂状分泌物多者为佳。

验方集萃

①痛经：鸡血藤 18 克，制香附 10 克，川芎 6 克，延胡索、乌药、川楝子各 9 克，水煎服。②闭经：鸡血藤 30 克，桃仁、王不留行各 10 克，红花 6 克，川芎、莪术各 9 克，水煎服。

苏木

来源产地

豆科植物苏木 *Caesalpinia sappan* L. 的干燥心材。主产于广西、云南、广东、海南、台湾等地。

性味功效

甘、咸，平。活血祛瘀，消肿止痛。用于跌打损伤，骨折筋伤，瘀滞肿痛，闭经，痛经，产后瘀阻，胸腹刺痛，痈疽肿痛。

用法用量

煎服，3~9 克。孕妇慎用。

快速识别

呈不规则的薄片或纤维状块。表面黄红色至棕红色，少数带有黄白色边材。质细密，坚硬。气微，味微涩。

品质要求

以粗大、质坚硬、色黄红者为佳。

验方集萃

①**外伤出血**：苏木适量，研成细粉，清创后敷于患处。②**各种瘀血肿痛**：苏木9克，桃仁6~9克，水煎服。血虚无瘀者不宜，孕妇忌服。③**跌打损伤**：红花6克，苏木10克，当归、赤芍各12克，水煎服；另外用红花油揉搓患部。④**产后气滞作喘**：苏木、人参、麦冬各9克，水煎服。

骨碎补

槲蕨

来源产地

槲蕨科植物槲蕨 *Drynaria fortunei* (Kunze) J. Sm. 的干燥根茎。主产于湖南、浙江、广西、江西。

性味功效

苦，温。疗伤止痛，补肾强骨；外用消风祛斑。用于跌仆闪挫，筋骨折伤，肾虚腰痛，筋骨痿软，耳鸣耳聋，牙齿松动；外治斑秃，白癜风。

用法用量

煎服，3~9 克。

快速识别

骨碎补　呈不规则厚片。表面深棕色至暗棕色，常残留细小棕色的鳞片，有的可见圆形的叶痕。切面红棕色，黄色的维管束点状排列成环。气微，味淡、微涩。**烫骨碎补**　形如骨碎补片，体膨大鼓起，质轻，酥松。

品质要求

以条粗大、棕色者为佳。

验方集萃

①**斑秃**：骨碎补、陈皮、生姜各适量，浸入60度烧酒内2周，取药酒涂搽患处。

②**风湿腰痛**：骨碎补、肖梵天花各30克，炒杜仲、荜澄茄各15克，水煎服。

③**跌打损伤、骨折难愈**：骨碎补、五加皮各15克，巴戟天12克，炖猪骨服汤。

【化痰止咳平喘药】

天南星

来源产地

天南星科植物天南星 *Arisaema erubescens* (Wall.) Schott、异叶天南星 *Arisaema heterophyllum* Bl. 或东北天南星 *Arisaema amurense* Maxim. 的干燥块茎。天南星、异叶天南星主产于四川、河北、江苏、云南等地。东北天南星主产于吉林、辽宁等地。

性味功效

苦、辛，温；有毒。生天南星：散结消肿。外用治痈肿，蛇虫咬伤。制天南星：燥湿化痰，祛风止痉，散结消肿。用于顽痰咳嗽，风痰眩晕，中风痰壅，口眼㖞斜，半身不遂，癫痫，惊风，破伤风。外用治痈肿，蛇虫咬伤。

用法用量

煎服，3~10 克，多制用。外用适量。

快速识别

生天南星 呈扁球形。表面类白色或淡棕色，较光滑，顶端有凹陷的茎痕，

制天南星

周围有麻点状根痕，有的块茎周边有小扁球状侧芽。质坚硬，不易破碎，断面不平坦，白色，粉性。气微辛，味麻辣。**制天南星** 呈类圆形或不规则形的薄片。表面黄色或淡棕色，质脆易碎，断面角质状。气微，味涩，微麻。

品质要求

以个大、色白、粉性足者为佳。

验方集萃

①癣: 生天南星磨酸醋，涂患处。②小儿流涎: 生天南星磨酸醋，涂敷涌泉穴。

白芥

来源产地

十字花科植物白芥 *Sinapis alba* L. 或芥 *Brassica juncea* (L.) Czern. et Coss. 的干燥成熟种子。白芥（白芥子）各地稀见栽培。芥（黄芥子）各地均产。

性味功效

辛，温。温肺豁痰利气，散结通络止痛。用于寒痰咳嗽，胸胁胀痛，痰滞经络，关节麻木、疼痛，痰湿流注，阴疽肿毒。

用法用量

煎服，3~9 克。外用适量。

快速识别

白芥子　呈球形。表面灰白色至淡黄色，具细微的网纹，有明显的点状种脐。种皮薄而脆，破开后内有白色折叠的子叶，有油性。气微，味辛辣。**黄芥子**较小，直径 1~2 毫米。表面黄色至棕黄色，少数呈暗红棕色。研碎后加水浸湿，则产生辛烈的特异臭气。

品质要求

以个大、饱满、色白、纯净者为佳。

验方集萃

①肢节肿痛：芥子、桂枝各6克，乳香、没药各8克，威灵仙12克，水煎服。

②跌仆肿痛、疮痈初起、瘰疬结核：芥子适量，研末，醋调外敷。

旋覆花

来源产地

菊科植物旋覆花 *Inula japonica* Thunb. 或欧亚旋覆花 *Inula Britannica* L. 的干燥头状花序。主产于河南、江苏、河北、浙江、安徽。

性味功效

苦、辛、咸，微温。降气，消痰，行水，止呕。用于风寒咳嗽，痰饮蓄结，胸膈痞满，咳喘痰多，呕吐噫气，心下痞硬。

用法用量

煎服，3~9 克，包煎。

快速识别

旋覆花 呈扁球形或类球形。总苞由多数苞片组成，呈覆瓦状排列，苞片披针形或条形，灰黄色；总苞基部有时残留花梗，苞片及花梗表面被白色茸毛，舌状花1列，黄色，多卷曲，常脱落，先端3齿裂；管状花多数，棕黄色，先端5齿裂。有的可见椭圆形小瘦果。体轻，易散碎。气微，味微苦。
蜜旋覆花　形如旋覆花，深黄色。手捻稍粘手。具蜜香气，味甜。

品质要求

以朵大、金黄色、有白绒毛、无枝梗者为佳。

验方集萃

①胸胁疼痛：旋覆花、川楝子、香附、延胡索各10克，水煎服。②气管炎
咳喘痰多：旋覆花、射干各10克，桔梗、陈皮各6克，半夏8克，水煎服。

芫花叶白前

来源产地
萝藦科植物柳叶白前 *Cynanchum stauntonii* (Decne.) Schltr. ex Lévl. 或芫花叶白前 *Cynanchum glaucescens* (Decne.) Hand.-Mazz. 的干燥根茎和根。主产于浙江、安徽、福建、江西、湖北、湖南、广西等地。

性味功效
辛、苦，微温。降气，消痰，止咳。用于肺气壅实，咳嗽痰多，胸满喘急。

用法用量
煎服，3~10 克。

快速识别
呈圆形小段。表面黄白色或黄棕色，切面中空。根稍弯曲，节处簇生细根，细根直径不及 1 毫米，多分枝，呈毛须状。气微，味微甜。

品质要求
以根茎粗者为佳。

验方集萃

①咳嗽：白前、桔梗、前胡各 10 克，鱼腥草 15 克，杏仁 9 克，水煎服。

②百日咳：白前、前胡、一枝黄花、一点红各 6 克，杏仁、百部各 3 克，水煎服。③久咳、喉中作声，不得眠：白前，捣为末，温酒调服 2~4 克。

半夏

来源产地

天南星科植物半夏 *Pinellia ternata* (Thunb.) Breit. 的干燥块茎。主产于四川、湖北、河南、安徽、山东等地。

性味功效

生半夏：辛，温；有毒。燥湿化痰，降逆止呕，消痞散结。用于湿痰寒痰，咳喘痰多，痰饮眩悸，风痰眩晕，痰厥头痛，呕吐反胃，胸脘痞闷，梅核气；外治痈肿痰核。法半夏：辛，温。燥湿化痰。用于痰多咳喘，痰饮眩悸，风痰眩晕，痰厥头痛。姜半夏：辛，温。温中化痰，降逆止呕。用于痰饮呕吐，胃脘痞满。清半夏：辛，温。燥湿化痰。用于湿痰咳嗽，胃脘痞满，痰涎凝聚，咳吐不出。

用法用量

煎服，3~10克，一般宜炮制过后用。不宜与乌头类中药同用。

姜半夏

生半夏

生半夏 呈类球形，有的稍偏斜。表面白色或浅黄色，顶端有凹陷的茎痕，周围密布麻点状根痕；下面钝圆，较光滑。质坚实，断面洁白，富粉性。气微，味辛辣、麻舌而刺喉。**法半夏** 呈类球形或破碎成不规则颗粒状。表面淡黄白色、黄色或棕黄色。质较松脆或硬脆，断面黄色或淡黄色，颗粒者质稍硬脆。气微，味淡略甘、微有麻舌感。**姜半夏** 呈片状、不规则颗粒状或类球形。表面棕色至棕褐色。质硬脆，断面淡黄棕色，常具角质样光泽。气微，味淡、微有麻舌感，嚼之略粘牙。**清半夏** 呈椭圆形、类圆形或不规则的片。切面淡灰色至灰白色，可见灰白色点状或短线状维管束迹，有的残留栓皮处下方呈淡紫红色斑纹。质脆，易折断，断面略呈角质样光泽。气微，味微涩、微有麻舌感。

品质要求

以个大、皮净、色白、质坚实、致密、粉性足者为佳。

验方集萃

①反胃呕吐：姜半夏、陈皮各6克，水煎服。②咳喘痰多：半夏、茯苓各9克，陈皮6克，甘草3克，水煎服。

瓜蒌

双边栝楼

来源产地

葫芦科植物栝楼 *Trichosanthes kirilowii* Maxim. 或双边栝楼 *Trichosanthes rosthornii* Harms 的干燥成熟果实。栝楼主产于河南、河北、山东。双边栝楼主产于四川。

性味功效

甘、微苦，寒。清热涤痰，宽胸散结，润燥滑肠。用于肺热咳嗽，痰浊黄稠，胸痹心痛，结胸痞满，乳痈，肺痈，肠痈，大便秘结。

用法用量

煎服，9~15克。不宜与乌头类中药同用。

快速识别

呈不规则的丝或块状。外表面橙红色或橙黄色，皱缩或较光滑；内表面黄白色，有红黄色丝络，果瓤橙黄色，与多数种子粘结成团。具焦糖气，味微酸、甜。

瓜蒌皮

品质要求

以个大、不破、色橙黄、糖性浓者为佳。

验方集萃

①肠燥便秘：瓜蒌仁、郁李仁各10克，生地黄、玄参各15克，水煎服。②气管炎咳痰黄稠：瓜蒌、浙贝母、桑白皮各10克，胆南星6克，鱼腥草15克，水煎服。

川贝母

来源产地

百合科植物川贝母 *Fritillaria cirrhosa* D. Don、暗紫贝母 *Fritillaria unibracteata* Hsiao et K. C. Hsia、甘肃贝母 *Fritillaria przewalskii* Maxim.、梭砂贝母 *Fritillaria delavayi* Franch.、太白贝母 *Fritillaria taipaiensis* P. Y. Li 的干燥鳞茎。主产于四川、云南、甘肃等地。

性味功效

苦、甘，微寒。清热润肺，化痰止咳，散结消痈。用于肺热燥咳，干咳少痰，阴虚劳嗽，痰中带血，瘰疬，乳痈，肺痈。

用法用量

煎服，3~10 克；研末服，每次 1~2 克。不宜与乌头类中药同用。

快速识别

呈类圆锥形或近球形。表面类白色。外层鳞叶 2 瓣，大小悬殊，大瓣紧抱小瓣，未抱部分呈新月形，习称"怀中抱月"；顶部闭合，内有类圆柱形、顶端稍尖的心芽和小鳞叶 1~2 枚；先端钝圆或稍尖，底部平，微凹入，中心有一灰褐色的鳞茎盘，偶有残存须根。质硬而脆，断面白色，富粉性。气微，味微苦。

品质要求

以质坚实、颗粒均匀整齐、顶端不开裂、色洁白、粉性足者为佳。

验方集萃

①**久咳肺燥**：川贝母10克，梨1只，冰糖适量，炖服。②**大便干燥**：川贝母10克，生地黄30克，大枣15克，水煎服。

浙贝母

来源产地
百合科植物浙贝母 *Fritillaria thunbergii* Miq. 的干燥鳞茎。主产于浙江、湖北、安徽、江苏等地，以浙江为道地。

性味功效
苦，寒。清热化痰止咳，解毒散结消痈。用于风热咳嗽，痰火咳嗽，肺痈，乳痈，瘰疬，疮毒。

用法用量
煎服，5~10 克。不宜与乌头类中药同用。

快速识别
鳞茎外层的单瓣鳞叶切成的片。椭圆形、类圆形或肾形，直径 1~2 厘米，边缘表面淡黄色，切面平坦，粉白色。质脆，易折断，断面粉白色，富粉性。气微，味微苦。

品质要求

以鳞叶肥厚、表面及断面白色、粉性足者为佳。

验方集萃

①**咳嗽痰多**：浙贝母、桔梗、旋覆花各10克，鱼腥草15克，水煎服。②**甲状腺肿大**：浙贝母10克，海藻、昆布各15克，水煎服。③**胃、十二指肠球部溃疡**：浙贝母、甘草各15克，海螵蛸30克，一起研细粉，拌匀，每次5克，调温水服。

竹茹

青秆竹

来源产地
禾本科植物青秆竹 *Bambusa tuldoides* Munro、大头典竹 *Sinocalamus beecheyanus* (Munro) McClure var. *pubescens* P. F. Li 或淡竹 *Phyllostachys nigra* (Lodd.) Munro var. *henonis* (Mitf.) Stapf ex Rendle 茎秆的干燥中间层。主产于长江流域和南方各省。

性味功效
甘、微寒。清热化痰，除烦，止呕。用于痰热咳嗽，胆火挟痰，惊悸不宁，心烦失眠，中风痰迷，舌强不语，胃热呕吐，妊娠恶阻，胎动不安。

用法用量
煎服，5~10 克。

快速识别
竹茹 卷曲成团的不规则丝条或呈长条形薄片状。宽窄厚薄不等，浅绿色或黄绿色。纤维性，体轻松，质柔韧，有弹性。气微，味淡。**姜竹茹** 形如竹茹，表面黄色，微有姜香气。

品质要求

以色黄绿、丝均匀、细软有弹性者为佳。

验方集萃

①牙龈出血：鲜竹茹30克，醋煎含漱。②肺热咳嗽、咳吐黄痰：竹茹9克，水煎服。

桔梗

桔梗

来源产地

桔梗科植物桔梗 *Platycodon grandiflorum* (Jacq.) A. DC. 的干燥根。大部分地区均产，以东北、华北产量较大，以安徽、山东、江苏为道地。

性味功效

苦、辛，平。宣肺，利咽，祛痰，排脓。用于咳嗽痰多，胸闷不畅，咽痛音哑，肺痈吐脓。

用法用量

煎服，3~10 克。

快速识别

呈椭圆形或不规则厚片。外皮多已除去或偶有残留。切面皮部淡黄白色，较窄；形成层环纹明显，淡褐色；木部宽，有较多裂隙。质脆，易折断。气微，味微甜后苦。

品质要求

以根肥大、色白、质充实、味苦者为佳。

验方集萃

①咳嗽: 桔梗、前胡各10克,石仙桃15克,水煎服。②慢性咽喉炎: 桔梗10克,胖大海6克,玄参9克,一点红15克,水煎服。③扁桃体炎: 桔梗10克,水煮顿服;或桔梗6克,玄参、板蓝根各15克,白僵蚕10克,水煎服。

山杏

来源产地

蔷薇科植物山杏 *Prunus armeniaca* L. var. *ansu* Maxim.、西伯利亚杏 *Prunus sibirica* L.、东北杏 *Prunus mandshurica* (Maxim.) Koehne 或杏 *Prunus armeniaca* L. 的干燥成熟种子。主产于我国东北、内蒙古、华北、西北、新疆及长江流域。

性味功效

苦，微温；有小毒。降气止咳平喘，润肠通便。用于咳嗽气喘，胸满痰多，肠燥便秘。

用法用量

煎服，5~10 克，生品入煎剂后下。内服不宜过量，以免中毒。

快速识别

苦杏仁　呈扁心形。表面黄棕色至深棕色，一端尖，另端钝圆，肥厚，左右不对称，尖端一侧有短线形种脐，圆端合点处向上具多数深棕色的脉纹。种皮薄，子叶2，乳白色，富油性。气微，味苦。**燀苦杏仁** 呈扁心形，表面乳白色或黄白色，一端尖，另端钝圆，肥厚，左右不对称，富油性。有特异香气，味苦。 **炒苦杏仁** 形如燀苦杏仁，表面黄色至棕黄色，微带焦斑。有香气，味苦。

品质要求

以颗粒均匀、饱满肥厚、味苦、不泛油者为佳。

验方集萃

①感冒风寒咳喘：苦杏仁、麻黄各6克，荆芥、防风各10克，甘草3克，水煎服。②肠燥便秘：苦杏仁、郁李仁、火麻仁各10克，水煎服。

直立百部

来源产地

百部科植物直立百部 *Stemona sessilifolia* (Miq.) Miq.、蔓生百部 *Stemona japonica* (Bl.) Miq. 或对叶百部 *Stemona tuberosa* Lour. 的干燥块根。主产于安徽、江苏、浙江、湖北、山东等地。

性味功效

百部，甘、苦，微温。润肺下气止咳，杀虫灭虱。用于新久咳嗽，肺痨咳嗽，顿咳；外用于头虱，体虱，蛲虫病，阴痒。蜜百部，润肺止咳。用于阴虚劳嗽。

用法用量

煎服，5~15克。外用适量。久咳虚嗽宜蜜炙用。

快速识别

百部 呈不规则厚片或不规则条形斜片。表面棕黄色，有深纵皱纹；切面淡黄棕色或黄白色，角质样，中柱较大，髓部类白色。质韧软。气微，味甘、苦。**蜜百部** 形同百部片，表面棕黄色或褐棕色，略带焦斑，稍有黏性。味甜。

品质要求

以粗壮、肥润、坚实、色白者为佳。

验方集萃

①百日咳：百部5克，天冬、款冬花、紫菀、爵床各6克，水煎服。②股癣：百部50克，一枝黄花30克，用白醋浸泡一星期，取药液涂患处。

枇杷叶

枇杷

蔷薇科植物枇杷 *Eriobotrya japonica* (Thunb.) Lindl. 的干燥叶。主产于江苏、浙江、广东、福建。

性味功效

苦，微寒。清肺止咳，降逆止呕。用于肺热咳嗽，气逆喘急，胃热呕逆，烦热口渴。

用法用量

煎服，6~10克。

快速识别

枇杷叶 呈丝条状。表面灰绿色、黄棕色或红棕色，较光滑；下表面密被黄色绒毛，主脉于下表面显著突起。革质而脆，易折断。气微，味微苦。**蜜枇杷叶** 形如枇杷叶，表面黄棕色或红棕色，微显光泽，略带黏性。具蜜香气，味微甜。

品质要求

以叶片大、完整、棕绿色、叶背面绒毛密生者为佳。

验方集萃

①伤风咳嗽：鲜枇杷叶30克，甘蔗60克，冰糖适量，水煎服。②胃热呕吐、呃逆：枇杷叶、竹茹各15克，半夏、陈皮各6克，柿蒂12克，水煎服。③气管炎咳嗽、痰黄稠：枇杷叶、桑白皮各12克，黄芩10克，瓜蒌、竹茹各15克，水煎服。

桑

来源产地

桑科植物桑 *Morus alba* L. 的干燥根皮。主产于河南、安徽、重庆、四川、湖南、河北、广东，以河南、安徽产量大。

性味功效

甘，寒。泻肺平喘，利水消肿。用于肺热喘咳，水肿胀满尿少，面目肌肤浮肿。

用法用量

煎服，6~12克。

快速识别

桑白皮　呈丝状。外表面白色或淡黄白色，较平坦，有的残留橙黄色或棕黄色鳞片状粗皮；内表面黄白色或灰黄色，有细纵纹。体轻，质韧，纤维性强，难折断，易纵向撕裂，撕裂时有粉尘飞扬。气微，味微甘。蜜桑白皮形如桑白皮，呈深黄色，略有光泽。味甜。

品质要求

以色白、皮厚、粉性足者为佳。

验方集萃

①肺热咳喘：桑白皮、地骨皮各12克，甘草6克，水煎服。②肺虚有热（咳嗽少痰、气短、潮热盗汗）：桑白皮、熟地黄各15克，西洋参5克（另炖），五味子3克，水煎服。③高血压：桑白皮、夏枯草各15克，水煎代茶。

款冬

来源产地

菊科植物款冬 *Tussilago farfara* L. 的干燥花蕾。主产于四川、重庆、陕西、河北。

性味功效

辛、微苦，温。润肺下气，止咳化痰。用于新久咳嗽，喘咳痰多，劳嗽咯血。

用法用量

煎服，5~10 克。

快速识别

款冬花　呈长圆棒状。单生或2~3个基部连生，长1~2.5厘米，直径0.5~1厘米。上端较粗，下端渐细或带有短梗，外面被有多数鱼鳞状苞片。苞片外表面紫红色或淡红色，内表面密被白色絮状茸毛。体轻，撕开后可见白色茸毛。气香，味微苦而辛。**蜜款冬花**　形如款冬花，表面棕黄色或棕褐色，稍带黏性。具蜜香气，味微甜。

品质要求

以朵大、色紫红、无花梗者为佳。

验方集萃

①久咳咽干：款冬花 9 克，山麦冬、北沙参、玄参各 10 克，水煎服。②百日咳：款冬花、天冬、紫菀、爵床各 6 克，百部 5 克，水煎服。③风寒感冒咳嗽：款冬花 10 克，紫菀 8 克，麻黄 6 克，苦杏仁 5 克，甘草 3 克，水煎服。

白果

银杏

来源产地
银杏科植物银杏 *Ginkgo biloba* L. 的干燥成熟种子。主产于河南、山东、湖北、广西、江苏、四川、安徽等地。

性味功效
甘、苦、涩，平；有毒。敛肺定喘，止带缩尿。用于痰多喘咳，带下白浊，遗尿尿频。

用法用量
煎服，5~10克，捣碎。生食有毒。

快速识别
白果仁 呈宽卵球形或椭圆形，内种皮膜质，种仁一端淡棕色，另一端金黄色，横断面外层黄色，胶质样，内层淡黄色或淡绿色，粉性，中间有空隙。气微，味甘、微苦。**炒白果仁** 形如白果仁，表面有焦斑。气香。

品质要求

以粒大、种仁饱满、壳色黄白、断面色淡黄者为佳。

验方集萃

①**梦遗**：白果3粒，酒煮食用，连食4~5日。②**慢性支气管炎、虚喘**：白果、黄芩、地龙干各9克，水煎服。③**带下、白浊**：白果10克或银杏根30克，白鸡冠花15克，炖猪脊骨或乌鸡服。

葶苈子

独行菜

来源产地

十字花科植物播娘蒿 *Descurainia sophia* (L.) Webb. ex Prantl. 或独行菜 *Lepidium apetalum* Willd. 的干燥成熟种子。播娘蒿（南葶苈子）主产于江苏、山东、安徽。独行菜（北葶苈子）主产于河北、北京、辽宁、内蒙古。

性味功效

辛、苦，大寒。泻肺平喘，行水消肿。用于痰涎壅肺，喘咳痰多，胸胁胀满，不得平卧，胸腹水肿，小便不利。

用法用量

煎服，3~10 克，包煎。

快速识别

呈长圆形略扁。表面棕色或红棕色，微有光泽，具纵沟 2 条，其中一条较明显。一端钝圆，另端尖而微凹，种脐位于凹入端。气微，味微辛、苦。

品质要求

以颗粒均匀、饱满充实、黄棕色、无杂质者为佳。

验方集萃

①腹水：葶苈子、防己、大黄各9克，椒目6克，水煎服。②肺源性心脏病心力衰竭、喘急肿满：葶苈子9克，紫苏子12克，杏仁6克，半夏、陈皮各8克，大枣10枚，水煎服。

紫苏子

紫苏

来源产地

唇形科植物紫苏 *Perilla frutescens* (L.) Britt. 的干燥成熟果实。全国各地广泛栽培。主产于湖北、河南、山东、江西、浙江、重庆、河北、黑龙江等地，以湖北产量最大。

性味功效

辛，温。降气化痰，止咳平喘，润肠通便。用于痰壅气逆，咳嗽气喘，肠燥便秘。

用法用量

煎服，3~10 克。

快速识别

紫苏子 呈卵圆形或类球形，直径约1.5毫米。表面灰棕色或灰褐色，有微隆起的暗紫色网纹，基部稍尖，有灰白色点状果梗痕。果皮薄而脆，易压碎。种子黄白色，种皮膜质，子叶2，类白色，有油性。压碎有香气，味微辛。

炒紫苏子 形如紫苏子，表面灰褐色，有细裂口，有焦香气。

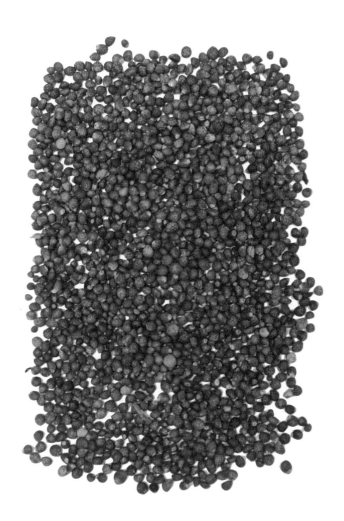

品质要求

以颗粒饱满、均匀、灰棕色、无杂质者为佳。

验方集萃

①肠燥便秘：紫苏子、亚麻子、决明子各12克，水煎服。②产后多汗、便秘：紫苏子、火麻仁各9克，洗净，研极细，用水再研，取汁50毫升，分2次煮粥。

【安神药】

酸枣

来源产地

鼠李科植物酸枣 *Ziziphus jujube* Mill. var. *spinosa* (Bunge) Hu ex H. F. Chou 的干燥成熟种子。主产于河北、山东、河南。

性味功效

甘、酸，平。养心补肝，宁心安神，敛汗，生津。用于虚烦不眠，惊悸多梦，体虚多汗，津伤口渴。

用法用量

煎服，9~15 克。

快速识别

酸枣仁 呈扁圆形或扁椭圆形。表面紫红色或紫褐色，平滑有光泽，有的有裂纹。一面较平坦，中间有1条隆起的纵线纹；另一面稍突起。一端凹陷，可见线形种脐；另端有细小突起的合点。种皮较脆，胚乳白色，子叶2，浅黄色，富油性。气微，味淡。**炒酸枣仁** 形如酸枣仁。表面微鼓起，微具焦斑。略有焦香气,味淡。

品质要求

以粒大饱满、外皮紫红、不破壳、种仁色白、无虫蛀、无核壳者为佳。

验方集萃

①神经衰弱、失眠多梦:酸枣仁15克,研末,睡前开水冲服。②体虚多汗、气虚自汗:酸枣仁、党参、黄芪、茯苓各15克,五味子6克,水煎服。

远志

来源产地

远志科植物远志 *Polygala tenuifolia* Willd. 或卵叶远志 *Polygala sibirica* L. 的干燥根。远志主产于山西、陕西、河南，以山西为道地。卵叶远志产于黑龙江、吉林、辽宁、河北、河南、山东、山西、内蒙古、陕西、宁夏、甘肃、青海、四川等地。

性味功效

苦、辛，温。安神益智，交通心肾，祛痰，消肿。用于心肾不交引起的失眠多梦、健忘惊悸、神志恍惚，咳痰不爽，疮疡肿毒，乳房肿痛。

用法用量

煎服，3~10克。

快速识别

远志 呈圆柱形的段。外表皮灰黄色至灰棕色，有横皱纹。切面棕黄色，中空。气微，味苦、微辛，嚼之有刺喉感。**炙远志** 形如远志段，表面黄棕

炙远志

色。味微甜。

品质要求

以筒粗、皮细、肉厚、嚼之有刺喉感者为佳。

验方集萃

①健忘：远志9克，胡桃肉15克，西洋参10克，水煎服。②心悸：远志9克，绿心豆30克，放入洗净的猪心内，水炖服。

柏子仁

侧柏

来源产地
柏科植物侧柏 *Platycladus orientalis* (L.) Franco 的干燥成熟种仁。主产于山东、河南。

性味功效
甘，平。养心安神，润肠通便，止汗。用于阴血不足，虚烦失眠，心悸怔忡，肠燥便秘，阴虚盗汗。

用法用量
煎服，3~10 克。

快速识别
柏子仁 呈长卵形或长椭圆形，长 4~7 毫米，直径 0.5~3 毫米。表面黄白色或淡黄棕色，外包膜质内种皮，顶端略尖，有深褐色的小点，基部钝圆。质软，富油性。气微香，味淡。**柏子仁霜** 为均匀、疏松的淡黄色粉末，微湿油性，气微香。

品质要求

以粒饱满、黄白色、油性大而不泛油、无皮壳杂质、有油腻感者为佳。

验方集萃

①老年或体虚肠燥便秘：柏子仁、火麻仁、当归、肉苁蓉各 12 克，水煎服。

②心悸怔忡、失眠多梦：柏子仁、酸枣仁各 10 克，枸杞子、麦冬各 15 克，首乌藤 12 克，水煎服。

首乌藤

何首乌

来源产地

蓼科植物何首乌 *Polygonum multiflorum* Thunb. 的干燥藤茎。主产于浙江、湖北、江苏、河南。

性味功效

甘，平。养血安神，祛风通络。用于失眠多梦，血虚身痛，风湿痹痛，皮肤瘙痒。

用法用量

煎服，9~15克。外用适量，煎水洗患处。

快速识别

呈圆柱形的段或斜切的厚片。外表面棕红色或紫褐色，粗糙。切面皮部紫红色或棕黄色，木部黄白色或淡棕色，导管孔明显，髓部疏松，类白色。气微，味微苦涩。

品质要求

以枝条粗壮均匀、外皮棕红色、无叶者为佳。

验方集萃

①癣疮、皮肤瘙痒：首乌藤、白鲜皮各60克，煎汤外洗。②神经衰弱、失眠、多梦：首乌藤15克，酸枣仁、柏子仁各10克，合欢皮18克，茯苓12克，知母、川芎各9克，甘草3克，大枣10枚，水煎服。③风湿痹痛：首乌藤、海风藤各30克，川芎、威灵仙各10克，水煎服。

合欢

来源产地

豆科植物合欢 *Albizia julibrissin* Durazz. 的干燥树皮。主产于湖北、江苏、浙江、安徽等地，以湖北产量最大。

性味功效

甘，平。解郁安神，活血消肿。用于心神不安，忧郁失眠，肺痈，疮肿，跌仆伤痛。

用法用量

煎服，6~12 克。外用适量，研末调敷。

快速识别

呈弯曲的丝或块片状。外表面灰棕色至灰褐色，稍有纵皱纹，密生明显的椭圆形横向皮孔，棕色或棕红色。内表面淡黄棕色或黄白色，平滑，有细密纵纹。切面呈纤维性片状，淡黄棕色或黄白色。气微香，味淡、微涩、稍刺舌，而后喉头有不适感。

品质要求

以皮细嫩、皮孔明显者为佳。

验方集萃

①**失眠**：合欢皮、首乌藤各 12 克，柏子仁 9 克，茯神、杏仁各 10 克，水煎服。

②**跌仆损伤、骨折**：合欢皮 120 克，芥菜子（炒）30 克，共为细末，酒调，临睡前服，粗渣外敷。③**肺脓肿**：合欢皮 15 克，水煎温服。

紫芝

来源产地

多孔菌科真菌赤芝 *Ganoderma lucidum* (Leyss. ex Fr.) Karst. 或紫芝 *Ganoderma sinense* Zhao, Xu et Zhang 的干燥子实体。各地人工培养。野生品主产于江西、浙江、山东、福建、安徽。

性味功效

甘，平。补气安神，止咳平喘。用于心神不宁，失眠心悸，肺虚咳喘，虚劳短气，不思饮食。

用法用量

煎服，6~12克。

快速识别

赤芝　外形呈伞状，菌盖肾形、半圆形或近圆形。皮壳坚硬，黄褐色至红褐色，有光泽，具环状棱纹和辐射状皱纹，边缘薄而平截，稍内卷。菌肉白色至淡棕色。菌柄圆柱形，侧生，少偏生，红褐色，光亮。孢子细小，黄褐

色。气微香，味苦涩。**紫芝** 皮壳紫黑色，有漆样光泽，均肉锈褐色。菌柄
长17~23厘米。

品质要求

以个大、肉厚、光泽明显者为佳。

验方集萃

①**肝炎**：灵芝、绵茵陈各15克，田基黄、积雪草各30克，水煎服。②**失眠**：
灵芝10克，蜜枣、茯神、小春花各15克，远志9克，水煎服。

【平肝息风药】

石决明

杂色鲍

来源产地

鲍科动物杂色鲍 *Haliotis diversicolor* Reeve、皱纹盘鲍 *Haliotis discus hannai* Ino、羊鲍 *Haliotis ovina* Gmelin、澳洲鲍 *Haliotis rubber* (Leach)、耳鲍 *Haliotis asinina* Linnaeus 或白鲍 *Haliotis laevigata* (Donovan) 的贝壳。主产于广东、海南、山东、福建、辽宁等沿海地区。

性味功效

咸，寒。平肝潜阳，清肝明目。用于头痛眩晕，目赤翳障，视物昏花，青盲雀目。

用法用量

煎服，6~20克，先煎。

快速识别

石决明 为不规则的碎块。灰白色，有珍珠样彩色光泽。质坚硬。气微，味微咸。**煅石决明** 为不规则的碎块或粗粉。灰白色无光泽，质酥脆。断面呈层状。

品质要求

药材以个大、壳厚、外表面洁净、内有彩色光泽者为佳。

验方集萃

①**夜盲:** 石决明、苍术各15克,共研细末,猪肝适量,炖服。②**高血压头痛眩晕:** 石决明15克,生地黄、白芍、牛膝各12克,水煎服。③**怕光羞明:** 石决明、甘草、菊花、海金沙各6克,水煎去渣,饭后温服。④**眩晕:** 石决明24克,菊花、枸杞子各12克,桑叶9克,水煎服。

牡蛎

大连湾牡蛎

来源产地

牡蛎科动物长牡蛎 *Ostrea gigas* Thunberg、大连湾牡蛎 *Ostrea talienwhanensis* Crosse 或近江牡蛎 *Ostrea rivularis* Gould 的贝壳。我国沿海一带均有分布。

性味功效

咸，微寒。牡蛎：镇安神，潜阳补阴，软坚散结。用于惊悸失眠，眩晕耳鸣，瘰疬痰核，癥瘕痞块。煅牡蛎：收敛固涩，制酸止痛。用于自汗盗汗，遗精滑精，崩漏带下，胃痛吞酸。

用法用量

煎服，9~30 克，打碎先煎。外用适量。

快速识别

牡蛎 不规则的碎块，白色。质硬，断面层状。气微，味微咸。**煅牡蛎** 不规则的碎块或粗粉，灰白色。质酥脆，断面层状。

品质要求

药材以个大、整齐、内面光洁、色白者为佳。

验方集萃

①**头目眩晕**：生牡蛎 30 克，白芍、牛膝各 12 克，夏枯草 15 克，水煎服。

②**胃脘痛吐酸水**：煅牡蛎 15 克，煅鸡蛋壳、香附各 10 克，延胡索 9 克，研细末，每次 12 克，开水冲服，每日 3 次。③**小便淋沥**：牡蛎、炒黄柏各等量，共研为末，每次 3 克，小茴香汤送服。

钩藤

来源产地

茜草科植物钩藤 *Uncaria rhynchophylla* (Miq.) Miq. ex Havil.、大叶钩藤 *Uncaria macrophylla* Wall.、毛钩藤 *Uncaria hirsuta* Havil.、华钩藤 *Uncaria sinensis* (Oliv.) Havil. 或无柄果钩藤 *Uncaria sessilifructus* Roxb. 的干燥带钩茎枝。产于长江以南至福建、广东、广西等地。

性味功效

甘，凉。息风定惊，清热平肝。用于肝风内动，惊痫抽搐，高热惊厥，感冒夹惊，小儿惊啼，妊娠子痫，头痛眩晕。

用法用量

煎服，3~12克，后下。

快速识别

茎枝呈圆柱形或类方柱形。表面红棕色至紫红色者具细纵纹，光滑无毛；黄绿色至灰褐色者有的可见白色点状皮孔，被黄褐色柔毛。多数枝节上对生两个向下弯曲的钩，或仅一侧有钩，另一侧为突起的疤痕；钩略扁或稍圆，先端细尖，基部较阔。质坚韧。气微，味淡。

品质要求

以双钩、茎细、钩结实、光滑、色紫红、无枯枝钩者为佳。

验方集萃

①高血压：钩藤、豨莶草、夏枯草、车前草各 15 克，水煎服。②肝热夜啼：钩藤、白芍各 8 克，蝉蜕、薄荷各 3 克，水煎服。

天麻

来源产地
兰科植物天麻 *Gastrodia elata* Bl. 的干燥块茎。产于我国大部分地区，主产于陕西、四川、重庆、贵州、湖北、云南。

性味功效
甘，平。息风止痉，平抑肝阳，祛风通络。用于小儿惊风，癫痫抽搐，破伤风，头痛眩晕，手足不遂，肢体麻木，风湿痹痛。

用法用量
煎服，3~10 克。

快速识别
呈不规则的薄片。外表皮淡黄色至淡黄棕色，有时可见点状排成的横环纹。切面黄白色至淡棕色，角质样，半透明。气微，味甘。

品质要求
以质地坚实沉重、有鹦哥嘴、色黄白、断面明亮、无空心者为佳。

验方集萃

①**头痛**：天麻 10 克，川芎 9 克，白芷 6 克，六棱菊 15 克，水煎服。②**四肢麻木**：天麻、川牛膝各 10 克，桑寄生 15 克，秦艽 9 克，水煎服。③**高血压、高脂血症**：天麻、钩藤各 10 克，石决明、牛膝各 15 克，山楂、丹参各 12 克，水煎服。

地龙

来源产地

钜蚓科动物参环毛蚓 *Pheretima aspergillum* (E. Perrier)、通俗环毛蚓 *Pheretima vulgaris* Chen、威廉环毛蚓 *Pheretima guillelmi* (Michaelsen) 或栉盲环毛蚓 *Pheretima pectinifera* Michaelsen 的干燥体。前一种习称"广地龙"，主产于广东、广西、福建等地。后三种习称"沪地龙"，主产于上海一带。

性味功效

咸，寒。清热定惊，通络，平喘，利尿。用于高热神昏，惊痫抽搐，关节痹痛，肢体麻木，半身不遂，肺热喘咳，水肿尿少。

用法用量

煎服，5~10克。

快速识别

呈长条状薄片，边缘略卷。全体具环节，背部棕褐色至黄褐色，腹部浅黄棕色；第14~16环节为生殖带，较光亮。体前端稍尖，尾端钝圆，刚毛圈粗糙而硬，色稍浅。体轻，略呈革质，不易折断。气腥，味微咸。

品质要求

以条大、肥壮、不碎、无泥者为佳。

验方集萃

①**中风后遗症**：地龙 15 克，黄芪 30 克，当归 12 克，桃仁 6 克，川芎 10 克，水煎服。②**高血压头痛眩晕**：地龙、夏枯草、石决明各 15 克，菊花 10 克，水煎服。③**中风后遗症半身不遂**：地龙 15 克，蕲蛇 9 克，黄芪 30 克，川芎 10 克，水煎服。

全蝎

来源产地

钳蝎科动物东亚钳蝎 *Buthus martensii* Karsch 的干燥体。主产于河南、山东、湖北、安徽等地，以山东产量最大。

性味功效

辛，平。有毒。息风镇痉，通络止痛，攻毒散结。用于肝风内动，痉挛抽搐，小儿惊风，中风口㖞，半身不遂，破伤风，风湿顽痹，偏正头痛，疮疡，瘰疬。

用法用量

煎服，3~6 克。

快速识别

头胸部与前腹部呈扁平长椭圆形，后腹部呈尾状，皱缩弯曲，完整者体长约6 厘米，头胸部呈绿褐色，前面有 1 对短小的螯肢和 1 对较长大的钳状脚须，背面覆有梯形背甲，腹面有足 4 对，均为 7 节，末端各具 2 爪钩；前腹部由7 节组成，第 7 节色深，背甲上有 5 条隆脊线。背面绿褐色，后腹部棕黄色，6 节，节上均有纵沟，末节有锐钩状毒刺。气微腥，味咸。

品质要求

以完整、色青褐或黄褐、干净身挺、腹硬、脊背抽沟、无盐霜者为佳。

验方集萃

①烧伤：活全蝎 30~40 只，放入 500 毫升食油中浸泡 12 小时以上，用油涂抹患处。②偏头痛：全蝎适量，研为细末，装瓶备用，发作时取少许置于太阳穴，以胶布固定，每日换药 1 次。③高血压头痛：全蝎、钩藤各 9 克，高丽参 6 克，共研为末，每次 6 克，每日 2 次。

少棘巨蜈蚣

来源产地

蜈蚣科动物少棘巨蜈蚣 *Scolopendra subspinipes mutilans* L. Koch 的干燥体。主产于浙江、湖北、江苏、安徽等地。

性味功效

辛，温；有毒。息风镇痉，通络止痛，攻毒散结。用于肝风内动，痉挛抽搐，小儿惊风，中风口㖞，半身不遂，破伤风，风湿顽痹，偏正头痛，疮疡，瘰疬，蛇虫咬伤。

用法用量

煎服，3~5 克。

快速识别

呈扁平长条形。由头部和躯干部组成，全体共22个环节。头部暗红色或红褐色，略有光泽，有头板覆盖，头板近圆形，前端稍突出，两侧贴有颚肢一对，前端两侧有触角一对。躯干部第一背板与头板同色，其余20个背板为棕绿色或墨绿色，具光泽，自第四背板至第二十背板上常有两条纵沟线；腹部淡黄色或棕黄色，皱缩；自第二节起，每节两侧有步足一对，黄色或红褐色，偶有黄白色，呈弯钩形，最末一对呈尾状，易脱落。质脆。气腥，味辛、微咸。

品质要求

以条大、头红、足红棕色、身墨绿色、头足完整、腹干瘪者为佳。

验方集萃

①疮痈肿痛、烧烫伤：活蜈蚣数条，麻油或茶油浸泡 15 日以上，油以浸过蜈蚣为度，用油涂患处。②偏正头痛：蜈蚣 1 克，天麻 10 克，僵蚕 9 克，当归、川芎各 12 克，水煎服。

僵蚕

家蚕

来源产地

蚕蛾科昆虫家蚕 *Bombyx mori* Linnaeus 4~5 龄的幼虫感染（或人工接种）白僵菌 *Beauveria bassiana* (Bals.) Vuillant 而致死的干燥体。主产于江苏、浙江、四川、广东。

性味功效

咸，辛，平。息风止痉，祛风止痛，化痰散结。用于肝风夹痰，惊痫抽搐，小儿急惊，破伤风，中风口㖞，风热头痛，目赤咽痛，风疹瘙痒，痄腮。

用法用量

煎服，5~10 克。

快速识别

略呈圆柱形，多弯曲皱缩，长 2~5 厘米，直径 0.5~0.7 厘米。表面灰黄色，被有白色粉霜状的气生菌丝和分生孢子。头部较圆，足 8 对，体节明显，尾部略呈二分歧状。质硬而脆，易折断，断面平坦，外层白色，中间有亮棕色或亮黑色的丝腺环 4 个。气微腥，味微咸。

品质要求

以条直、肥壮、质坚、色白、断面光亮者为佳。

验方集萃

①咽喉肿痛：僵蚕、薄荷各6克，板蓝根15克，水煎服。②面瘫、口角流涎：僵蚕、天麻各10克，天南星6克，蝉蜕5克，水煎服。 ③中风口眼㖞斜、半身不遂：僵蚕、白附子、全蝎各等量，研为细末，每次3克，热酒调服。

【开窍药】

冰片（合成龙脑）

来源产地
樟脑、松节油等经化学方法合成的结晶。主产于广东、湖南、江苏、天津等地。

性味功效
辛、苦，微寒。开窍醒神，清热止痛。用于热病神昏、惊厥，中风痰厥，气郁暴厥，中恶昏迷，胸痹心痛，目赤，口疮，咽喉肿痛，耳道流脓。

用法用量
入丸、散用，0.15~0.3克。外用研粉点敷患处。孕妇慎用。

快速识别
无色透明或白色半透明的片状松脆结晶。气清香，味辛、凉。具挥发性，点燃生浓烟，并有带光的火焰。

品质要求
以片大而薄、色洁白、质松、气清香纯正者为佳。

验方集萃

①**烧烫伤**：冰片2克，花生油10毫升，调和频涂。②**疮红肿未溃**：冰片3克，溶于75%酒精20毫升中，外涂。③**高热神昏、惊厥抽搐**：冰片、朱砂各0.1克，牛黄0.3克，全蝎3克，共研为细末，开水冲服。④**溃疡性口腔炎**：冰片0.2克，鸡蛋清适量调匀，先用淡盐开水漱口，擦干溃疡面后涂，每日4~5次。

石菖蒲

来源产地

天南星科植物石菖蒲 *Acorus tatarinowii* Schott 的干燥根茎。主产于四川、浙江、江苏等地。

性味功效

辛、苦，温。开窍豁痰，醒神益智，化湿开胃。用于神昏癫痫，健忘失眠，耳鸣耳聋，脘痞不饥，噤口下痢。

用法用量

煎服，3~9 克。

快速识别

呈扁圆柱形或长条形的厚片。外表皮棕褐色或灰棕色，有的可见环节及根痕。切面纤维性，类白色或微红色，有明显环纹及油点。气芳香，味苦、微辛。

品质要求

以条粗、断面类白色、香气浓郁者为佳。

验方集萃

①痢疾：石菖蒲9克，鱼腥草10克，马齿苋、凤尾草各15克，水煎服。

②耳鸣：石菖蒲、白芍各9克，柴胡6克，仙鹤草24克，积雪草15克，水煎服。③声音嘶哑：石菖蒲10克，桔梗、绿萼梅、石斛各8克，水煎服。

【补虚药】
补气药

人参

人参

来源产地

五加科植物人参 *Panax ginseng* C. A. Mey. 的干燥根和根茎。主产于黑龙江、吉林、辽宁。

性味功效

甘、微苦，微温。大补元气，复脉固脱，补脾益肺，生津养血，安神益智。用于体虚欲脱，肢冷脉微，脾虚食少，肺虚喘咳，津伤口渴，内热消渴，气血亏虚，久病虚羸，惊悸失眠，阳痿宫冷。

用法用量

煎服，3~9克，另煎兑服；也可研粉吞服，每次2克，每日2次。不宜与藜芦、五灵脂同用。

快速识别

呈类圆形的薄片。外表皮灰黄色。切面淡黄白色，显粉性，形成层环纹棕黄色，皮部有黄棕色的点状树脂道及放射状裂隙。气香特异，味微苦、甘。

品质要求

以条粗、质硬、完整、纹细、芦头长者为佳。

验方集萃

①**久咳痰稀、浑身无力**：人参 15 克，蜜黄芪 30 克，五味子、煮半夏各 9 克，水煎服。②**糖尿病口干、四肢无力**：人参、旱莲草、女贞子各 15 克，生黄芪 24 克，积雪草 18 克，水煎服。

西洋参

来源产地

五加科植物西洋参 *Panax quinquefolium* L. 的干燥根。原产于美国、加拿大，我国吉林、山东、北京、陕西等地也有栽培。

性味功效

甘、微苦，凉。补气养阴，清热生津。用于气虚阴亏，虚热烦倦，咳喘痰血，内热消渴，口燥咽干。

用法用量

煎服，3~6克，另煎兑服。不宜与藜芦同用。

快速识别

呈长圆形或类圆形薄片。外表皮浅黄褐色。切面淡黄白至黄白色，形成层环纹棕黄色，皮部有黄棕色点状树脂道，近形成层处较多而明显，木部略呈放射状纹理。气微而特异，味微苦、甘。

品质要求

以根条均匀、质硬、表面横纹紧密、气清香、味浓者为佳。

验方集萃

①**病后疲劳**：西洋参 15 克，五味子 9 克，麦冬 10 克，水煎服。②**气虚体倦、易感冒**：西洋参 6 克，黄芪 15 克，大枣 10 枚，水煎服；或炖老母鸭或猪肚食用。③**心肌劳累**：西洋参、蜜枣仁、茯神各 15 克，五味子 9 克，当归 6 克，柏子仁 10 克，水煎服。

党参

来源产地

桔梗科植物党参 *Codonopsis pilosula* (Franch.) Nannf.、素花党参 *C. pilosula* Nannf. var. *modesta* (Nannf.) L. T. Shen 或川党参 *C. tangshen* Oliv. 的干燥根。主产于山西、陕西、甘肃等地。

性味功效

甘，平。健脾益肺，养血生津。用于脾肺气虚，食少倦怠，咳嗽虚喘，气血不足，面色萎黄，心悸气短，津伤口渴，内热消渴。

用法用量

煎服，9~30 克。不宜与藜芦同用。

快速识别

党参 呈圆柱形的斜切段或类圆形厚片。外表皮灰黄色至黄棕色，皱缩，有时可见根头部有多数疣状突起的茎痕及芽。切面皮部淡黄色至淡棕色，木部淡黄色，较皮部小。有裂隙或放射状纹理。有特殊香气，味微甜。

米炒党参　形如党参片，表面深黄色，偶有焦斑。

品质要求

以条粗长、质柔润、气味浓、嚼之无渣者为佳。

验方集萃

①**贫血**：党参30克，当归9克，鸡血藤24克，水煎服。②**胃肠功能紊乱腹泻**：党参24克，白术、荜澄茄各9克，豆蔻6克，水煎服。

孩儿参

来源产地

石竹科植物孩儿参 *Pseudostellaria heterophylla* (Miq.) Pax ex Pax et Hoffm. 的干燥块根。主产于江苏、安徽、山东、福建、贵州，以江苏为道地。

性味功效

甘、微苦，平。益气健脾，生津润肺。用于脾虚体倦，食欲不振，病后虚弱，气阴不足，自汗口渴，肺燥干咳。

用法用量

煎服，3~30 克。

快速识别

呈细长纺锤形或细长条形，稍弯曲，长 3~10 厘米，直径 0.2~0.6 厘米。表面黄白色，较光滑，微有纵皱纹，凹陷处有须根痕。顶端有茎痕。质硬而脆，断面平坦，淡黄白色，角质样；或类白色，有粉性。气微，味微甘。

品质要求

以条粗、色黄白、无须根者为佳。

验方集萃

①糖尿病：太子参30克，山药、天花粉、枸杞子各15克，水煎服。②脾胃虚寒腹泻：太子参30克，白术10克，桂枝6克，生姜3片，红枣5枚，水煎服。③小儿夏季热、津伤口渴：太子参、沙参各12克，淡竹叶15克，水煎服。

蒙古黄芪

来源产地

豆科植物蒙古黄芪 *Astragalus membranaceus* (Fisch.) Bge. var. *mongholicus* (Bge.) Hsiao 或膜荚黄芪 *Astragalus membranaceus* (Fisch.) Bge. 的干燥根。主产于内蒙古、山西、黑龙江等地。

性味功效

黄芪：甘，微温。补气升阳，固表止汗，利水消肿，生津养血，行滞通痹，托毒排脓，敛疮生肌。用于气虚乏力，食少便溏，中气下陷，久泻脱肛，便血崩漏，表虚自汗，气虚水肿，血虚萎黄，久溃不敛。炙黄芪：甘，温。益气补中。用于气虚乏力，食少便溏。

用法用量

煎服，9~30克。

快速识别

黄芪 呈类圆形或椭圆形的厚片，外表面黄白色至淡棕褐色，可见纵皱纹或纵沟。切面皮部黄白色，木部淡黄色，有放射状纹理及裂隙，有的中心偶有枯朽状，黑褐色或呈空洞。气微，味微甜，嚼之有豆腥味。**炙黄芪** 形同黄芪片。颜色较深黄，具蜜香气，味甜，略带黏性。

品质要求

以断面色黄白、有粉性者为佳。

验方集萃

①贫血：生黄芪、羊肉各30克，当归6克，同炖服。②夜尿多：生黄芪30克，枸杞子、菟丝子各15克，水煎服。

白术

来源产地

菊科植物白术 *Atractylodes macrocephala* Koidz. 的干燥根茎。产于安徽、浙江、江西、湖南、湖北、四川、河北、陕西等地，主产于浙江，其次为安徽。

性味功效

苦、甘，温。健脾益气，燥湿利水，止汗，安胎。用于脾虚食少，腹胀泄泻，痰饮眩悸，水肿，自汗，胎动不安。

用法用量

煎服，6~12 克。

快速识别

白术片　不规则的厚片。外表皮灰黄色或灰棕色。切面黄白色至淡棕色，有棕黄色的点状油室散在，木部具放射状纹理；烘干者断面角质样，色较深或有裂隙。气清香，味甘、微辛，嚼之略带黏性。**麸炒白术**　形如白术片，表面黄棕色，偶见焦斑。略有焦香气。

品质要求

以个大、质坚实、无空心、断面色黄白、嚼之略带黏性者为佳。

验方集萃

①肠胃虚寒腹泻：白术、党参、茯苓各10克，荜澄茄6克，水煎服。②食欲不振：白术、太子参、茯苓各10克，甘草5克，陈皮6克，山楂9克，水煎服。

山药

薯蓣

来源产地

薯蓣科植物薯蓣 *Dioscorea opposita* Thunb. 的干燥根茎。主产于河南、河北，以河南怀庆、沁阳、武陟为道地。

性味功效

甘，平。山药：补脾养胃，生津益肺，补肾涩精。用于脾虚食少，久泻不止，肺虚喘咳，肾虚遗精，带下，尿频，虚热消渴。麸炒山药：补脾健胃。用于脾虚食少，泄泻便溏，白带过多。

用法用量

煎服，15~30克。

快速识别

山药片　呈类圆形的厚片。表面类白色或淡黄白色。质脆，易折断，断面类白色，富粉性。麸炒山药　形如山药片，表面黄白色或微黄色，偶见焦斑，略有焦香气。

品质要求

以身长、条粗、质坚实、粉性足、色洁白者为佳。

验方集萃

①**糖尿病**：山药40克，积雪草20克，旱莲草、女贞子各15克，水煎服。

②**脾胃虚腹泻**：山药、党参各15克，白术9克，茯苓10克，炙甘草6克，砂仁3克，水煎服。③**肺虚久咳**：山药、茯苓各15克，半夏、陈皮各6克，干姜3克，五味子5克，水煎服。

甘草

来源产地

豆科植物甘草 *Glycyrrhiza uralensis* Fisch.、胀果甘草 *Glycyrrhiza inflata* Bat. 或光果甘草 *Glycyrrhiza glabra* L. 的干燥根及根茎。主产于内蒙古、新疆、甘肃等地。

性味功效

甘，平。甘草：补脾益气，清热解毒，祛痰止咳，缓急止痛，调和诸药。用于脾胃虚弱，心悸气短，咳嗽痰多，痈肿疮毒，缓解药物毒性、烈性。炙甘草：补脾和胃，益气复脉。用于脾胃虚弱，倦怠乏力，心动悸。

用法用量

煎服，2~10克。不宜与海藻、京大戟、红大戟、甘遂、芫花同用。

快速识别

甘草　圆形或椭圆形切片，表面红棕色或灰棕色，微有光泽，切面黄白色，形成层环明显、射线放射状。粉性。气微，味甜而特殊。**炙甘草**　形如甘草

炙甘草

片，切面黄色至深黄色。质稍黏。具焦香气，味甜。

品质要求

以外皮细紧、红棕色、质坚实、断面黄白色、粉性足、味甜者为佳。

验方集萃

①**乳糜尿**：甘草、荠菜各24克，车前草15克，水煎服。②**口腔溃疡**：甘草、积雪草、大青叶各15克，水煎服。

枣

来源产地

鼠李科植物枣 *Ziziphus jujuba* Mill. 的干燥成熟果实。主产于河北、陕西、河南、山东、天津。

性味功效

甘，温。补中益气，养血安神。用于脾虚食少，乏力便溏，妇人脏躁。

用法用量

煎服，6~15克。

快速识别

呈椭圆形或球形，长2~3.5厘米，直径1.5~2.5厘米。表面暗红色，略带光泽，有不规则皱纹。基部凹陷，有短果梗。外果皮薄，中果皮棕黄色或淡褐色，肉质，柔软，富糖性而油润。果核纺锤形，两端锐尖，质坚硬。气微香，味甜。

品质要求

以色红、肉厚、饱满、核小者为佳。

①**贫血**：大枣10枚，当归、熟地黄各12克，党参15克，水煎服。②**胃溃疡**：大枣500克（蒸熟去皮核），红糖250克（炒焦），鲜生姜120克（捣烂取汁），花椒或白胡椒60克（研细末），一并纳入新鲜猪肚内，缝合，文火蒸2小时，放冰箱冷藏，每餐饭前食用1~2匙，7日为一疗程。

补阳药

巴戟天

巴戟天

来源产地

茜草科植物巴戟天 *Morinda officinalis* How 的干燥根。主产于广东、广西，以广东高要、德庆为道地。

性味功效

甘、辛，微温。补肾阳，强筋骨，祛风湿。用于阳痿遗精，宫冷不孕，月经不调，少腹冷痛，风湿痹痛，筋骨痿软。

用法用量

煎服，3~10 克。

快速识别

巴戟肉 呈扁圆柱形短段或不规则块。表面灰黄色或暗灰色，具纵纹和横裂纹。切面皮部厚，紫色或淡紫色，中空。气微，味甘而微涩。**盐巴戟天** 形同巴戟肉。气微，味甘、咸而微涩。

品质要求

以肥壮、呈连珠状、肉厚、色紫者为佳。

验方集萃

①阳痿早泄: 巴戟天、枸杞子、桑椹各15克, 补骨脂9克, 水煎服。②肾虚腰痛: 巴戟天、炒杜仲、菟丝子、山茱萸各15克, 水煎服。③风湿性关节炎肢体酸痛、乏力痿软: 巴戟天、五加皮各15克, 炖牛或猪的脊骨常服。

淫羊藿

来源产地

小檗科植物淫羊藿 *Epimedium brevicornu* Maxim.、箭叶淫羊藿 *Epimedium sagittatum* (Sieb. et Zucc.) Maxim.、柔毛淫羊藿 *Epimedium pubescens* Maxim. 或朝鲜淫羊藿 *Epimedium koreanum* Nakai 的干燥叶。主产于陕西、辽宁、山西、湖北、四川等地。

性味功效

辛、甘，温。补肾阳，强筋骨，祛风湿。用于肾阳虚衰，阳痿遗精，筋骨痿软，风湿痹痛，麻木拘挛。

用法用量

煎服，6~10克。

快速识别

淫羊藿　呈丝片状。上表面绿色、黄绿色或浅黄色，下表面灰绿色，网脉明显，中脉及细脉凸出，边缘具黄色刺毛状细锯齿。近革质。气微，味微苦。**炙淫**

羊藿 形如淫羊藿丝。表面浅黄色显油亮光泽。微有羊脂油气。

以色黄绿、无枝梗、叶整齐不破碎者为佳。

①**宫冷不孕**：淫羊藿、肉桂、附子、当归各 10 克，水煎服。②**阳痿**：淫羊藿 500 克，白酒 1500 毫升，浸泡一星期后饮用，每次 10~20 毫升，每日 3 次。

益智

姜科植物益智 *Alpinia oxyphylla* Miq. 的干燥成熟果实。主产于海南。

性味功效
辛，温。暖肾固精缩尿，温脾止泻摄唾。用于肾虚遗尿，小便频数，遗精白浊，脾寒泄泻，腹中冷痛，口多唾涎。

用法用量
煎服，3~10 克。

快速识别
益智仁 呈椭圆形种子团，两端略尖。种子集结成团，中有隔膜将种子团分为 3 瓣，每瓣有种子 6~11 粒。种子呈不规则的扁圆形，略有钝棱，直径约 3 毫米，表面灰褐色或灰黄色，外被淡棕色膜质的假种皮；质硬，胚乳白色。有特异香气，味辛、微苦。**盐益智仁** 形如益智仁，色较深。味微咸。

品质要求

以粒大、饱满、气味浓者为佳。

验方集萃

①腹胀腹泻，日夜不止：益智仁 60 克，浓煎饮用。②小儿遗尿：益智仁、白茯苓各等分，研末，每次服 0.3 克，米汤调下。③虚寒泄泻、脘腹冷痛：益智仁、补骨脂、肉豆蔻各 10 克，干姜、丁香各 6 克，水煎服。

肉苁蓉

来源产地

列当科植物肉苁蓉 *Cistanche deserticola* Y. C. Ma 或管花肉苁蓉 *Cistanche tubulosa* (Schrenk) Wight 的干燥带鳞叶的肉质茎。肉苁蓉主产于内蒙古、新疆、甘肃、青海等地，以内蒙古、新疆、甘肃为道地。管花肉苁蓉产于新疆。

性味功效

甘、咸，温。补肾阳，益精血，润肠通便。用于肾阳不足，精血亏虚，阳痿不孕，腰膝酸软，筋骨无力，肠燥便秘。

用法用量

煎服，6~10 克。

快速识别

呈不规则形的厚片。表面棕褐色或灰棕色。切面有淡棕色或棕黄色点状维管束，排列成波状环纹。质柔润，气微，味甜、微苦。

品质要求

以条粗壮、密被鳞片、色棕褐、质柔润者为佳。

验方集萃

①**肾虚腰痛：**肉苁蓉15克，炒杜仲、续断各10克，盐肤木24克，水煎服。

②**肾虚阳痿：**肉苁蓉、熟地黄、桑椹、金樱子、菟丝子各15克，山茱萸10克，水煎服。

菟丝子

来源产地

旋花科植物南方菟丝子 *Cuscuta australis* R. Br. 或菟丝子 *Cuscuta chinensis* Lam. 的干燥成熟种子。南方菟丝子主产于内蒙古。菟丝子主产于内蒙古、辽宁。

性味功效

辛、甘，平。补益肝肾，固精缩尿，安胎，明目，止泻；外用消风祛斑。用于肝肾不足，腰膝酸软，阳痿遗精，遗尿尿频，肾虚胎漏，胎动不安，目昏耳鸣，脾肾虚泻；外治白癜风。

用法用量

煎服，6~12 克。外用适量。

快速识别

菟丝子 呈类球形，直径 1~2 毫米。表面灰棕色或黄棕色，具细密突起的小点，一端有微凹的线形种脐。质坚实，不易以指甲压碎。气微，味淡。

盐菟丝子 形同菟丝子，表面棕黄色，裂开，略有香气。

品质要求

以色灰黄、颗粒饱满者为佳。

验方集萃

①**习惯性流产**：菟丝子、桑寄生、续断各 15 克，苎麻根 12 克，水煎，用阿胶 15 克（烊化）冲服。②**阳痿、遗尿、遗精，伴腰膝酸软**：菟丝子、枸杞子、杜仲各 15 克，莲子须、韭菜子各 10 克，五味子 6 克，水煎服。

杜仲

来源产地

杜仲科植物杜仲 *Eucommia ulmoides* Oliv. 的干燥树皮。主产于四川、陕西、湖北、河南、贵州、云南等地，以四川、陕西、贵州为道地。

性味功效 甘，温。补肝肾，强筋骨，安胎。用于肝肾不足，腰膝酸痛，筋骨无力，头晕目眩，妊娠漏血，胎动不安。

用法用量

煎服，6~10克。

快速识别

杜仲 呈小方块或丝状。外表面淡棕色或灰褐色，有明显的皱纹。内表面暗紫色，光滑。断面有细密、银白色、富弹性的橡胶丝相连。气微，味稍苦。

盐杜仲 形如杜仲块或丝，表面黑褐色，内表面褐色，折断时胶丝弹性较差。味微咸。

品质要求

以皮厚、块大、去净粗皮、内表面暗紫色、断面丝多者为佳。

验方集萃

①**腰痛**：杜仲、骨碎补各15克，盐肤木30克，水煎服。②**先兆流产**：炒杜仲、枸杞子、阿胶各15克，党参24克，当归6克，4味药（除阿胶外）水煎，阿胶烊化后以药液冲服。

鹿茸

梅花鹿

来源产地

鹿科动物梅花鹿 *Cervus nippon* Temminck 或马鹿 *Cervus elaphus* Linnaeus 的雄鹿未骨化密生茸毛的幼角。花鹿茸主产于吉林、辽宁、黑龙江、河北、四川。马鹿茸主产于黑龙江、吉林、内蒙古、新疆、青海、四川。

性味功效

甘、咸，温。壮肾阳，益精血，强筋骨，调冲任，托疮毒。用于肾阳不足，精血亏虚，阳痿滑精，宫冷不孕，羸瘦，神疲，畏寒，眩晕，耳鸣，耳聋，腰脊冷痛，筋骨痿软，崩漏带下，阴疽不敛。

用法用量

研末冲服，1~2 克。

快速识别

呈圆形或近圆形，切面直径 1~5 厘米。外表面残留红黄色或棕色细茸毛（有时可见燎痕或利痕）；外皮红棕色或棕色，多光润，可见弯曲褶皱；中部黄白色、无骨化、密布细孔。体轻质软，富弹性（有时可见小而角质样片即蜡片）。

气微腥，味微咸。

梅花鹿茸以粗壮、挺圆、顶端丰满、毛细柔软、色红黄、皮色红棕、有油润光泽者为佳；马鹿茸以饱满、体轻、毛色灰黑或灰黄、下部无棱线者为佳。

验方集萃

①阳痿不育、宫冷不孕：鹿茸 10 克，母鸡 500 克，姜片适量，炖服。②肾虚带下、腰酸、下腹冷：鹿茸 3 克，白果 15 克，山药 30 克，炖猪肚，喝汤食猪肚。

冬虫夏草

来源产地

麦角菌科真菌冬虫夏草菌 *Cordyceps sinensis* (BerK.) Sacc. 寄生在蝙蝠蛾科昆虫幼虫上的子座及幼虫尸体的复合体。主产于西藏、青海、四川等地。

性味功效

甘，平。补肾益肺，止血化痰。用于肾虚精亏，阳痿遗精，腰膝酸痛，久咳虚喘，劳嗽咯血。

用法用量

煎服，3~9 克。

快速识别

由虫体与从虫头部长出的真菌子座相连而成。虫体似蚕，表面深黄色至黄棕色，有环纹 20~30 个，近头部的环纹较细；头部红棕色，足 8 对，中部 4 对较明显；质脆，易折断，断面略平坦，淡黄白色。子座细长圆柱形，长 4~7 厘米，直径约 0.3 厘米；表面深棕色至棕褐色，有细纵皱纹，上部稍膨大；

质柔韧，断面类白色。气微腥，味微苦。

以完整、虫体丰满肥大、外色黄亮、内色白、子座短者为佳。

①**阳痿：**冬虫夏草、雪莲花各3克，泡酒饮用。②**病后体虚：**冬虫夏草、白术、茯苓各10克，党参15克，蜜黄芪24克，水煎服。

补血药

当归

来源产地

伞形科植物当归 *Angelica sinensis* (Oliv.) Diels 的干燥根。主产于甘肃、云南，以甘肃岷县、宕县、漳县为道地。

性味功效

当归，甘、辛，温。补血活血，调经止痛，润肠通便。用于血虚萎黄，眩晕心悸，月经不调，闭经，痛经，虚寒腹痛，风湿痹痛，跌仆损伤，痈疽疮疡，肠燥便秘。酒当归，活血通经。用于闭经，痛经，风湿痹痛，跌仆损伤。

用法用量

煎服，6~12克。

快速识别

当归 呈类圆形、椭圆形或不规则薄片。外表皮黄棕色至棕褐色。切面黄白色或淡黄棕色，平坦，有裂隙，中间有浅棕色点的形成层环，并有多数棕色的油点。香气浓郁，味甘、辛、微苦。**酒当归** 形如当归片，切面深黄色或棕黄色，略有焦斑，香气浓郁，并略有酒香气。

品质要求

以外皮黄棕色、肉质饱满、断面白色者为佳。

验方集萃

①**贫血**：当归10克，鸡血藤、党参、生地黄各15克，水煎服。②**闭经**：当归、王不留行、路路通各10克，鸡血藤18克，川芎9克，水煎服。③**妇女病后体虚**：当归24克，黄芪100克，小母鸡1只，炖熟食用。

熟地黄

地黄

来源产地

玄参科植物地黄 *Rehmannia glutinosa* Libosch. 的干燥块根。主产于河南、山西、河北，以河南为道地。

性味功效

甘，微温。补血滋阴，益精填髓。用于血虚萎黄，心悸怔忡，月经不调，崩漏下血，肝肾阴虚，腰膝酸软，骨蒸潮热，盗汗遗精，内热消渴，眩晕，耳鸣，须发早白。

用法用量

煎服，9~15克。

快速识别

不规则的块片、碎块，大小、厚薄不一。表面乌黑色，有光泽，黏性大。质柔软而带韧性，不易折断，断面乌黑色，有光泽。气微，味甜。

品质要求

以块大、软润、内外乌黑有光泽、味甘、气浓者为佳。

验方集萃

①**月经不调**：熟地黄、当归各等量，研为细末，炼蜜和丸，每次 9~12 克，食前白开水送服。②**阴虚盗汗、耳鸣耳聋、须发早白**：熟地黄、制何首乌各 15 克，龟甲 20 克，糯稻根须 12 克，水煎服。③**贫血**：熟地黄、龙眼肉各 15 克，当归、白芍各 12 克，川芎 9 克，水煎服。

制何首乌

何首乌

来源产地
蓼科植物何首乌 *Polygonum multiflorum* Thunb. 的干燥块根。主产于河南、湖北、广西、广东、贵州、四川、江苏。广东、贵州有大量栽培，以广东德庆为道地。

性味功效
苦、甘、涩，微温。补肝肾，益精血，乌须发，强筋骨，化浊降脂。用于血虚萎黄，眩晕耳鸣，须发早白，腰膝酸软，肢体麻木，崩漏带下，高脂血症。

用法用量
煎服，6~12 克。

快速识别
不规则皱缩状的块片，厚约 1 厘米。表面黑褐色或棕褐色，凹凸不平。质坚硬，断面角质样，棕褐色或黑色。气微，味微甘而苦涩。

品质要求
以体重、质坚实、粉性足者为佳。

验方集萃

①**腰膝酸软、须发早白**：制何首乌、枸杞子各 15 克，菟丝子、补骨脂各 12 克，水煎常服。②**血虚眩晕、心悸、失眠**：制何首乌、丹参各 15 克，酸枣仁、柏子仁、白芍、当归各 10 克，五味子 3 克，水煎服。③**疔疮疖肿**：鲜何首乌适量，磨汁，涂敷患处。

芍药

来源产地

毛莨科植物芍药 *Paeonia lactiflora* Pall. 的干燥根。产于浙江、四川、安徽、贵州、山东、云南、湖南、河南、山西、甘肃等地，以浙江、四川、安徽为道地。

性味功效

苦、酸，微寒。养血调经，敛阴止汗，柔肝止痛，平抑肝阳。用于血虚萎黄、月经不调，自汗，盗汗，胁痛，腹痛，四肢挛痛，头痛眩晕。

用法用量

煎服，6~15 克。不宜与藜芦同用。

快速识别

白芍 呈类圆形的薄片。表面淡红棕色或类白色，平滑。切面类白色或微带棕红色，形成层环明显，可见稍隆起的筋脉纹呈放射状排列。气微，味微苦、酸。**炒白芍** 形如白芍片，表面微黄色或淡棕黄色，有的可见焦斑。气微香。**酒白芍** 形如白芍片，表面微黄色，有的可见焦斑。略有酒香气。

品质要求

以根粗长匀直、皮色光洁、质坚实、粉性足、无白心或裂隙者为佳。

验方集萃

①腓肠肌痉挛：白芍 15 克，虎杖 30 克，猪脚节一具，水炖服。②痛经：白芍 60 克，干姜 24 克，共研细末，分成 8 包，月经来时，每日 1 包。

驴

来源产地

马科动物驴 *Equus asinus* L. 的干燥皮或鲜皮经煎煮、浓缩制成的固体胶。主产于山东、浙江。

性味功效

甘，平。补血滋阴，润燥，止血。用于血虚萎黄，眩晕心悸，肌痿无力，心烦不眠，虚风内动，肺燥咳嗽，劳嗽咯血，吐血尿血，便血崩漏，妊娠胎漏。

用法用量

烊化兑服，3~9 克。

快速识别

阿胶　呈长方形块、方形块或丁状。棕色至黑褐色，有光泽。质硬而脆，断面光亮，碎片对光照视呈棕色半透明状。气微，味微甘。阿胶粉　呈粗粉，棕褐色，质松软，夹杂少量黑色胶状质。气香，味甘。

阿胶粉

品质要求

以胶色棕褐或黑褐而表面光泽、质硬而脆、断面光亮、无腥气者为佳。

验方集萃

①**缺铁性贫血**：阿胶15克，炖瘦肉食用，隔日1次，连服1个月。②**心烦失眠、心悸头晕**：阿胶（烊化）、枸杞子各15克，黄连3克，白芍10克，水煎兑服。③**干咳少痰、咽干口燥**：阿胶（烊化），桑叶、沙参各10克，苦杏仁6克，川贝母3克，水煎兑服。

补阴药

南沙参

轮叶沙参

来源产地

桔梗科植物轮叶沙参 *Adenophora tetraphylla* (Thunb.) Fisch. 或沙参 *Adenophora stricta* Miq. 的干燥根。轮叶沙参主产于贵州、四川、湖北、湖南、河南、江苏、浙江、安徽，以江苏、安徽、浙江为道地。沙参主产于贵州、四川、湖北、湖南、河南、江苏、浙江、安徽。

性味功效

甘，微寒。养阴清肺，益胃生津，化痰，益气。用于肺热燥咳，阴虚劳嗽，干咳痰黏，胃阴不足，食少呕吐，气阴不足，烦热口干。

用法用量

煎服，9~15 克。不宜与藜芦同用。

快速识别

呈类圆形的厚片。表面黄白色或淡棕黄色，凹陷处常有残留粗皮；切面黄白色，多裂隙。气微，味微甘。

品质要求

以根粗大、粗细均匀、色黄白者为佳。

验方集萃

①咳嗽痰多：南沙参15克，桔梗、浙贝母各10克，水煎服。②脾胃气虚食少：南沙参、党参、麦芽、谷芽各15克，水煎服。

百合

来源产地

百合科植物卷丹 *Lilium lancifolium* Thunb.、百合 *Lilium brownii* F. E. Brown var. *viridulum* Baker 或细叶百合 *Lilium pumilum* DC. 的干燥肉质鳞叶。全国各地均有产，以湖南、浙江产者最多。

性味功效

甘，寒。养阴润肺，清心安神。用于阴虚燥咳，劳嗽咯血，虚烦惊悸，失眠多梦，精神恍惚。

用法用量

煎服，6~12克。

快速识别

百合 呈长椭圆形。表面类白色、淡棕黄色或微带紫色，有数条纵直平行的白色维管束。顶端稍尖，基部较宽，边缘薄，微波状，略向内弯曲。质硬而脆，断面较平坦，角质样。气微，味微苦。**蜜百合** 形同百合，表面略带焦斑，稍有黏性。味甜。

以鳞片均匀、肉厚、质坚、色白者为佳。

验方集萃

①**失眠**：百合、合欢皮、夜交藤、绞股蓝、酸枣仁各15克，水煎服。②**久咳声音嘶哑**：百合、北沙参各15克，石斛10克，乌梅1枚，水煎服。③**风热咳嗽**：百合、鲜枇杷叶各15克，薄荷6克，冰糖适量，水煎服。

麦冬

来源产地

百合科植物麦冬 *Ophiopogon japonicus* (L. f) Ker-Gawl. 的干燥块根。主产于浙江、四川等地。

性味功效

甘、微苦，微寒。养阴生津，润肺清心。用于肺燥干咳，阴虚痨嗽，喉痹咽痛，津伤口渴，内热消渴，心烦失眠，肠燥便秘。

用法用量

煎服，6~12克。

快速识别

呈纺锤形，两端略尖，长1.5~3厘米，直径0.3~0.6厘米。表面黄白色或淡黄色，有细纵纹。质柔韧，断面黄白色，半透明，中柱细小。气微香，味甘、微苦。

品质要求

以表面淡黄色、肥大、质柔者为佳。

①**咳嗽**：麦冬、百部、枇杷叶各 15 克，冰糖适量，炖服。②**牙龈出血**：麦冬、茯苓各 3 克，人参 2.5 克，水煎温服。③**慢性咽喉炎**：麦冬、金银花、菊花、沙参各 9 克，木蝴蝶 3 克，煎水代茶。

天冬

来源产地

百合科植物天冬 *Asparagus cochinchinensis* (Lour.) Merr. 的干燥块根。主产于贵州、重庆、四川、广西，以贵州为道地。

性味功效

甘、苦，寒。养阴润燥，清肺生津。用于肺燥干咳，顿咳痰黏，腰膝酸痛，骨蒸潮热，内热消渴，热病津伤，咽干口渴，肠燥便秘。

用法用量

煎服，6~12 克。

快速识别

呈类圆形的薄片，直径 0.5~2 厘米。表面黄白色至淡黄棕色，半透明，光滑或具深浅不等的纵皱纹。质硬或柔润，有黏性，切面角质样，中柱黄白色。气微，味甜、微苦。

品质要求

以肥满、致密、色黄白、半透明者为佳。

验方集萃

①**肺热咳嗽**：天冬、麦冬各 10 克，藕片 15 克，水煎服。②**干燥综合征**：天冬 10 克，旱莲草 30 克，生地黄、黑芝麻各 15 克，水煎服。③**热病伤阴、糖尿病、烦渴引饮**：天冬、麦冬各 15 克，天花粉、知母各 12 克，黄芩、甘草各 6 克，水煎服。

石斛

来源产地

兰科植物金钗石斛 *Dendrobium nobile* Lindl.、鼓槌石斛 *Dendrobium chrysotoxum* Lindl. 或流苏石斛 *Dendrobium fimbriatum* Hook. 的栽培品及其同属植物近似种的新鲜或干燥茎。主产于四川、广西、云南、贵州等地。

性味功效

甘，微寒。益胃生津，滋阴清热。用于热病津伤，口干烦渴，胃阴不足，食少干呕，病后虚热不退，阴虚火旺，骨蒸劳热，目暗不明，筋骨痿软。

用法用量

煎服，干石斛 6~12 克，鲜石斛 15~30 克。

快速识别

干石斛 呈扁圆柱形或圆柱形的段。表面金黄色、绿黄色或棕黄色，有光泽，有深纵沟或纵棱，有的可见棕褐色的节。切面黄白色至黄褐色，有多数散在的筋脉点。气微，味淡或微苦，嚼之有黏性。**鲜石斛** 呈圆柱形或扁圆柱形的段。表面黄绿色，光滑或有纵纹，肉质多汁。气微，味微苦而回甜，嚼之有黏性。

品质要求

以色金黄、有光泽、质柔韧者为佳。

验方集萃

①**久咳声音嘶哑**：石斛 10 克，百合、北沙参各 15 克，乌梅 1 枚，水煎服。

②**尿路感染**：石斛、海金沙、车前草、金银花、一点红各 15 克，水煎服。

铁皮石斛

铁皮石斛

来源产地

兰科植物铁皮石斛 *Dendrobium officinale* Kimura et Migo 的干燥茎。主要为人工栽培，主产于浙江、云南、福建。有少量野生铁皮石斛出产于广西、贵州、四川、云南、重庆。

性味功效

甘，微寒。益胃生津，滋阴清热。用于热病津伤，口干烦渴，胃阴不足，食少干呕，病后虚热不退，阴虚火旺，骨蒸劳热，目暗不明，筋骨痿软。

用法用量

煎服，6~12克。

快速识别

铁皮枫斗 呈螺旋形或弹簧状，通常为2~6个旋纹，茎拉直后长3.5~8厘米，直径0.2~0.4厘米。表面黄绿色或略带黄色，有细纵皱纹，节明显，节上有时可见残留的灰白色叶鞘；一端可见茎基部留下的短须根。质坚实，易折断，断面平坦，灰白色至灰绿色，略角质状。气微，味淡，嚼之有黏性。**铁皮石斛** 呈圆柱形的段，长短不等。

品质要求

以螺旋状、色金黄、有光泽、质柔韧者为佳。

验方集萃

①夜盲：铁皮石斛、淫羊藿各 30 克，苍术 15 克，共捣为散，每次 3~6 克，空腹米汤调服。②津液不足、口渴尿多：铁皮石斛、麦冬、太子参各 10 克，水煎服。

玉竹

玉竹

来源产地

百合科植物玉竹 *Polygonatum odoratum* (Mill.) Druce 的干燥根茎。产于黑龙江、吉林、辽宁、河北、山西、内蒙古、陕西、甘肃、青海、河南、湖北、湖南、江西、山东、安徽、江苏、浙江、台湾，主产于湖南邵东、祁阳。

性味功效

甘，微寒。养阴润燥，生津止渴。用于肺胃阴伤，燥热咳嗽，咽干口渴，内热消渴。

用法用量

煎服，6~12 克。

快速识别

呈不规则厚片或段。外表皮黄白色至淡黄棕色，半透明，有时可见环节。切面角质样或显颗粒性。气微，味甘，嚼之发黏。

品质要求

以条长、肉肥、色黄白、光泽柔润者为佳。

验方集萃

①**燥咳咽干**：玉竹、麦冬各 15 克，川贝母 6 克，甘草 3 克，冰糖适量，炖服。②**慢性支气管炎**：玉竹、藕片、百合、北沙参各 10 克，水煎服。③**热病伤津或糖尿病、口干喜饮**：玉竹、芦根、生地黄、麦冬各 15 克，冰糖适量，水煎代茶。

黄
精

黄精

来源产地
百合科植物滇黄精 *Polygonatum kingianum* Coll. et Hemsl.、黄精 *Polygonatum sibiricum* Red. 或多花黄精 *Polygonatum cyrtonema* Hua 的干燥根茎。滇黄精主产于贵州、云南、广西等地。黄精主产于河北、陕西。多花黄精主产于浙江、四川、福建、安徽。

性味功效
甘，平。补气养阴，健脾，润肺，益肾。用于脾胃气虚，体倦乏力，胃阴不足，口干食少，肺虚燥咳，劳嗽咯血，精血不足，腰膝酸软，须发早白，内热消渴。

用法用量
煎服，9~15克。

快速识别
黄精　呈不规则的厚片，外表皮淡黄色至黄棕色。切面略呈角质样，淡黄色至黄棕色，可见多数淡黄色筋脉小点。质稍硬而韧。气微，味甜，嚼之有黏性。**酒黄精** 呈不规则的厚片。表面棕褐色至黑色，有光泽，中心棕色至浅褐色，可见筋脉小点。质较柔软。味甜，微有酒香气。

品质要求

以块大、肥润、色黄、断面透明者为佳。

验方集萃

①**肾虚遗精**：制黄精24克，五味子、白果各10克，熟地黄30克，水煎服。②**不孕不育**：制黄精、炙黄芪、党参各24克，枸杞子、菟丝子各15克，水煎服。

枸杞子

宁夏枸杞

来源产地

茄科植物宁夏枸杞 *Lycium barbarum* L. 的干燥成熟果实。主产于宁夏、内蒙古，以宁夏中宁、中卫为道地。

性味功效

甘，平。滋补肝肾，益精明目。用于虚劳精亏，腰膝酸痛，眩晕耳鸣，阳痿，遗精，内热消渴，血虚萎黄，目昏不明。

用法用量

煎服，6~12 克。

快速识别

呈类纺锤形或椭圆形，长 6~20 毫米，直径 3~10 毫米。表面红色或暗红色，顶端有小突起状的花柱痕，基部有白色的果梗痕。果皮柔韧，皱缩；果肉肉质，柔润。种子 20~50 粒，类肾形，扁而翘，长 1.5~1.9 毫米，宽 1~1.7 毫米，表面浅黄色或棕黄色。气微，味甜。

品质要求

以粒大色红、肉厚质润、籽少甘甜者为佳。

验方集萃

①**视物昏花、目生翳障：**枸杞子、当归、菟丝子各 15 克，菊花 10 克，水煎服。

②**腰膝酸软、头晕、遗精、遗尿：**枸杞子、菟丝子、覆盆子、金樱子各 15 克，五味子 9 克，水煎服。

女贞

来源产地

木犀科植物女贞 *Ligustrum lucidum* Ait. 的干燥成熟果实。产于全国大部分地区。主产于浙江、江苏、湖南、福建、广西等。

性味功效

甘、苦，凉。滋补肝肾，明目乌发。用于肝肾阴虚，眩晕耳鸣，腰膝酸软，须发早白，目暗不明，内热消渴，骨蒸潮热。

用法用量

煎服，6~12克。

快速识别

女贞子　呈卵形、椭圆形或肾形，长 6~8.5 毫米，直径 3.5~5.5 毫米。表面黑紫色或灰黑色，皱缩不平，基部有果梗痕或具宿萼及短梗。外果皮薄，中果皮较松软，易剥离，内果皮木质，黄棕色，具纵棱，破开后种子通常为 1 粒，肾形，紫黑色，油性。体轻。气微，味甘、微苦涩。**酒女贞子**　形如女贞子，表面黑褐色或灰黑色，常附有白色粉霜。微有酒香气。

品质要求

以粒大、饱满、色黑紫、质坚实者为佳。

验方集萃

①**阴虚发热**：女贞子、墨旱莲各 15 克，地骨皮、银柴胡各 10 克，水煎服。

②**腰膝酸软、须发早白、视物昏花**：女贞子、墨旱莲、枸杞子、何首乌各 15 克，水煎常服。

鳖

来源产地

鳖科动物鳖 *Trionyx sinensis* Wiegmann 的背甲。主产于湖北、安徽、江苏、河南等地。

性味功效

咸，微寒。滋阴潜阳，退热除蒸，软坚散结。用于阴虚发热，骨蒸劳热，阴虚阳亢，头晕目眩，虚风内动，闭经，癥瘕，久疟疟母。

用法用量

煎服，9~24 克，先煎。

快速识别

呈椭圆形或卵圆形，背面隆起，长 10~15 厘米，宽 9~14 厘米。外表面黑褐色或墨绿色，略有光泽，具细网状皱纹和灰黄色或灰白色斑点，中间有一条纵棱，两侧各有左右对称的横凹纹 8 条，外皮脱落后，可见锯齿状嵌接缝。内表面类白色，中部有突起的脊椎骨，颈骨向内卷曲，两侧各有肋骨 8 条，伸出边缘。质坚硬。气微腥，味淡。

品质要求

以个大、甲厚、洁净无腐肉者为佳。

验方集萃

①**结核病低热、阴虚骨蒸潮热、小儿疳热**：鳖甲 15 克，青蒿、知母、生地黄、牡丹皮各 10 克，水煎服（小儿用量减半）。②**疟疾日久**：炙鳖甲适量，捣末，每次 2~3 克。③**肝肾阴虚所致的腰膝酸痛、遗精、头昏眼花**：鳖 1 只，山药、枸杞子各 50 克，熟地黄 25 克，共煮熟食用。

【收涩药】

五味子

来源产地

五味子科植物五味子 *Schisandra chinensis* (Turcz.) Baill. 的干燥成熟果实。主产于黑龙江、吉林、辽宁。

性味功效

酸、甘，温。收敛固涩，益气生津，补肾宁心。用于久嗽虚喘，梦遗滑精，遗尿尿频，久泻不止，自汗盗汗，津伤口渴，内热消渴，心悸失眠。

用法用量

煎服，2~6 克。

快速识别

五味子 呈不规则的球形或扁球形。表面红色、紫红色或暗红色，皱缩，显油润；有的表面呈黑红色或出现"白霜"。果肉柔软，种子1~2，肾形，表面棕黄色，有光泽，种皮薄而脆。果肉气微，味酸。种子破碎后，有香气，味辛、微苦。**醋五味子** 形如五味子，表面乌黑色，油润、稍有光泽。有醋香气。

以粒大、果皮紫红、肉厚、柔润者为佳。

验方集萃

①**气阴虚而汗多口渴:** 五味子6克,人参5克,麦冬15克,水煎服。②**久咳虚喘:**
五味子6克,山茱萸10克,熟地黄、山药各15克,水煎服;或人参10克,
蛤蚧1对,五味子6克,研末,每次5克,每日2次。

莲子

莲

来源产地

睡莲科植物莲 *Nelumbo nucifera* Gaertn. 的干燥成熟种子。主产于湖南、湖北、福建、江苏、浙江、江西。

性味功效

甘、涩，平。补脾止泻，止带，益肾涩精，养心安神。用于脾虚泄泻，带下、遗精，心悸失眠。

用法用量

煎服，6~15 克。

快速识别

略呈椭圆形或类球形，长 1.2~1.8 厘米，直径 0.8~1.4 厘米。表面浅黄棕色至红棕色，有细纵纹和较宽的脉纹。一端中心呈乳头状突起，深棕色，多有裂口，其周边略下陷。质硬，种皮薄，不易剥离。子叶 2，黄白色，肥厚，中有空隙。气微，味甘、微涩。

以个大饱满、无抽皱、无破碎、色棕黄、质坚实者为佳。

①**遗精、遗尿、白浊、带下**：莲子 15 克或莲须 5 克，沙苑子、金樱子、鹿角霜各 15 克，水煎服。②**久泻、食少**：莲子 50 克，胡椒 10 克，炖猪肚服；如小儿食少，莲子、芡实、山药、茯苓各适量，炒黄研末，每次 1 小匙，炖米粉食用。

芡

来源产地
睡莲科植物芡 *Euryale ferox* Salisb. 的干燥成熟种仁。主产于山东、江苏、安徽、湖南、湖北、四川等地。

性味功效
甘、涩，平。益肾固精，补脾止泻，除湿止带。用于遗精滑精，遗尿尿频，脾虚久泻，白浊，带下。

用法用量
煎服，9~15 克。

快速识别
芡实 呈类球形，多为破粒，完整者直径 5~8 毫米。表面有棕红色内种皮，一端黄白色，约占全体 1/3，有凹点状的种脐痕，除去内种皮显白色。质较硬，断面白色，粉性。气微，味淡。**麸炒芡实** 形如芡实，表面黄色或微黄色。味淡、微酸。

品质要求

以粒完整、饱满、断面白色、粉性足、无碎末者为佳。

验方集萃

①**小儿疳积**：芡实15克，陈皮3克，猪肚1个，炖烂食用。②**遗精、小便不禁**：芡实、金樱子各15克，莲须10克，水煎服。③**脾虚泄泻、食少**：芡实、白术、党参、山药各12克，陈皮、山楂各8克，水煎服；或莲子、芡实各20克，煮粥食用。

金樱子

来源产地

蔷薇科植物金樱子 *Rosa laevigata* Michx. 的干燥成熟果实。主产于江苏、安徽、浙江、江西、福建、湖南、广东、广西等地。

性味功效

酸、甘、涩，平。固精缩尿，固崩止带，涩肠止泻。用于遗精滑精，遗尿尿频，崩漏带下，久泻久痢。

用法用量

煎服，6~12 克。

快速识别

呈倒卵形纵剖瓣。表面红黄色或红棕色，有突起的棕色小点。顶端有花萼残基，下部渐尖。花托壁厚 1~2 毫米，内面淡黄色，残存淡黄色绒毛。气微，味甘、微涩。

品质要求

以个大、肉厚、色红、有光泽、去净毛刺者为佳。

验方集萃

①**遗尿、多尿**：鲜金樱子30克，益智9克，水煎服。②**脱肛、子宫下垂**：金樱子、黄芪各30克，升麻15克，小母鸡1只，将药纳入鸡腹中，炖熟，食鸡肉喝汤。③**带下**：金樱子或金樱子根1000克，煎煮去渣，文火熬成膏，每次15克；或鲜金樱子花30克，鸡蛋炖服。

梅

来源产地

蔷薇科植物梅 *Prunus mume* (Sieb.) Sieb. et Zucc. 的干燥近成熟果实。主产于重庆、四川、福建、浙江、云南，以福建、浙江为道地。

性味功效

酸、涩、平。敛肺，涩肠，生津，安蛔。用于肺虚久咳，久泻久痢，虚热消渴，蛔厥腹痛，呕吐。

用法用量

煎服，6~12克。

快速识别

乌梅 呈类球形或扁球形，直径1.5~3厘米。表面乌黑色或棕黑色，皱缩不平，基部有圆形果梗痕。果核坚硬，椭圆形，棕黄色，表面有凹点。种子扁卵形，淡黄色。气微，味极酸。**乌梅肉** 性状如乌梅。无果核。**乌梅炭** 形如乌梅，皮肉鼓起，表面焦黑色。味酸略有苦味。

品质要求

以个大、肉厚、柔润、味极酸者为佳。

验方集萃

①**小儿慢性腹泻**：乌梅肉（炒炭）、神曲各 10 克，研末，炖服，每次 3~5 克。

②**久咳无痰或少痰**：乌梅肉 9 克（焙干），罂粟壳 3 克，共研末，睡前用蜜水送服。　③**慢性结肠炎**：乌梅 15 克，水煎加适量冰糖，每日 1 剂，当茶饮。

山茱萸

山茱萸

山茱萸科植物山茱萸 *Cornus officinalis* Sieb. et Zucc. 的干燥成熟果肉。主产于河南、浙江、陕西、四川等地，以浙江淳安、临安、桐庐为道地。

性味功效

酸、涩，微温。补益肝肾，收涩固脱。用于眩晕耳鸣，腰膝酸痛，阳痿遗精，遗尿尿频，崩漏带下，大汗虚脱，内热消渴。

用法用量

煎服，6~12 克。

快速识别

山萸肉　呈不规则的片状或囊状，长 1~1.5 厘米，宽 0.5~1 厘米。表面紫红色至紫黑色，皱缩，有光泽。顶端有的有圆形宿萼痕，基部有果梗痕。质柔软。气微，味酸、涩、微苦。**酒萸肉**　形如山茱萸，表面紫黑色或黑色，质滋润柔软。微有酒香气。

品质要求

以肉厚、柔软、色紫红者为佳。

验方集萃

①遗精、尿频、遗尿：山茱萸、鹿角霜各 12 克，金樱子、鸡内金各 10 克，水煎服。②崩漏、月经过多（色淡清稀）：山茱萸、乌贼骨、棕榈炭各 10 克，黄芪 15 克，水煎服。

覆盆子

华东覆盆子

来源产地

蔷薇科植物华东覆盆子 *Rubus chingii* Hu 的干燥果实。主产于浙江、福建、安徽、江西。

性味功效

甘、酸，温。益肾固精缩尿，养肝明目。用于遗精滑精，遗尿尿频，阳痿早泄，目暗昏花。

用法用量

煎服，6~12 克。

快速识别

聚合果，由多数小核果聚合而成，呈圆锥形或扁圆锥形，高 0.6~1.3 厘米，直径 0.5~1.2 厘米。表面黄绿色或淡棕色，顶端钝圆，基部中心凹入。宿萼棕褐色，下有果梗痕。小果易剥落，每个小果呈半月形，背面密被灰白色茸毛，两侧有明显的网纹，腹部有突起的棱线。体轻，质硬。气微，味微酸涩。

品质要求

以颗粒完整、色黄绿、质坚实、具酸味者为佳。

验方集萃

①**遗精滑精、遗尿、尿频**：覆盆子 15 克，焙干研末服；或覆盆子、山茱萸、芡实各 15 克，益智仁、鸡内金各 10 克，水煎服。②**阳痿不育**：覆盆子 60 克，雄蚕蛾 10 克，人参 15 克，蛤蚧 1 对，焙干研末，浸入白酒 1000 毫升，每次 5~20 毫升，每日 2 次。

海螵蛸

来源产地

乌贼科动物无针乌贼 *Sepiella maindroni* de Ro-chebrune 或金乌贼 *Sepia esculenta* Hoyle 的干燥内壳。无针乌贼主产于浙江、江苏、广东。金乌贼主产于辽宁、山东。

性味功效

咸、涩，温，收敛止血，涩精止带，制酸止痛，收湿敛疮。用于吐血衄血，崩漏便血，遗精滑精，赤白带下，胃痛吞酸；外治损伤出血，湿疹湿疮，溃疡不敛。

用法用量

煎服，5~10 克。外用适量，研末敷患处。

快速识别

不规则形或类方形小块，类白色或微黄色。体轻，质松，易折断，断面粉质，显疏松层纹。气腥，味微咸。

品质要求

以块大、色白、洁净者为佳。

验方集萃

①湿疹、疮疡不敛：海螵蛸适量，研末，外敷。②鼻出血、外伤出血、拔牙出血等：海螵蛸适量研细末，外敷。③胃、十二指肠溃疡，胃痛吐酸水：海螵蛸、浙贝母、延胡索各10克，甘草5克，研细末，每次5克，开水冲服。

附录
药名拼音索引